TRAITÉ

DES

MALADIES DE LA VESSIE

ET DE L'URÈTRE,

CONSIDÉRÉES PARTICULIÈREMENT CHEZ LES VIEILLARDS.

LEBEL, IMPRIMEUR DU ROI.

TRAITE

DES

MALADIES DE LA VESSIE

ET DE L'URÈTRE,

CONSIDÉRÉES PARTICULIÈREMENT CHEZ LES VIEILLARDS;

Par S. Ch. Sœmmering,

CONSEILLER DU ROI DE BAVIÈRE, MEMBRE DE L'ACADÉMIE DES SCIENCES DE MUNICH, CHEVALIER DE DIVERS ORDRES, MEMBRE HONORAIRE DE PLUSIEURS SOCIÉTÉS SAVANTES.

Ouvrage couronné par l'Académie Joséphine de Médecine et de chirurgie de Vienne.

TRADUIT DE L'ALLEMAND SUR LA SECONDE ÉDITION,

AVEC DES NOTES,

PAR H. HOLLARD.

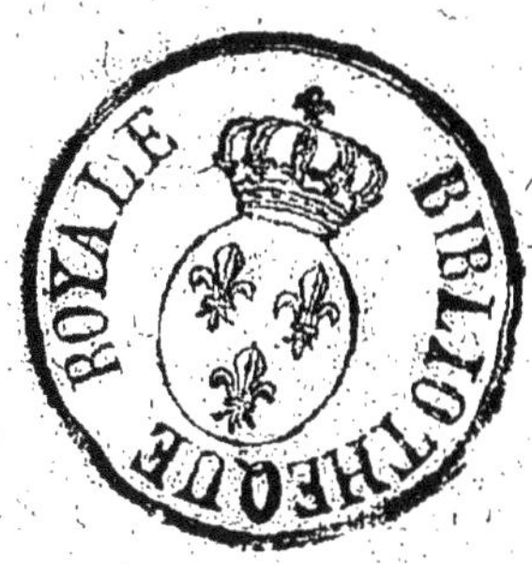
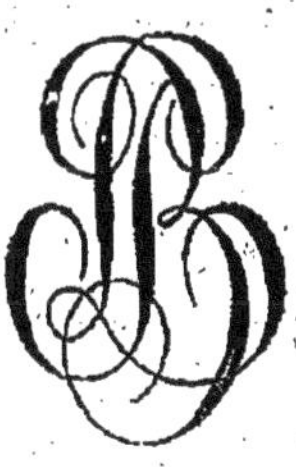

A PARIS,

CHEZ CREVOT, LIBRAIRE ÉDITEUR,

RUE DE L'ÉCOLE DE MÉDECINE, N° 3, PRÈS CELLE DE LA HARPE.

1824.

AVERTISSEMENT

De tous les ouvrages qu'on a publiés sur les maladies des voies urinaires, il n'en est, je crois, aucun qui nous offre une histoire de ces affections considérées spécialement dans les dernières périodes de la vie. Personne n'ignore cependant combien elles sont fréquentes et dangereuses chez les hommes avancés en âge. Il était réservé à l'académie Joséphine de Vienne d'appeler l'attention des praticiens sur ce sujet, en proposant un prix extraordinaire pour le meilleur ouvrage sur la question suivante :

« Quelles sont les maladies promptement ou tardivement mortelles de la vessie et de l'urètre, abstraction faite de la lithiase (1),

---

(1) Cette phrase incidente explique la raison pour laquelle l'auteur ne s'est pas occupé des affections calculeuses, omission qui aurait pu surprendre le lecteur, si je n'eusse rapporté le texte de la question.

auxquelles les vieillards sont exposés? quels sont les phénomènes qui accompagnent ces maladies, et comment peuvent-elles être distinguées les unes des autres, mais surtout des affections calculeuses? »

Ce sujet avait été déjà mis au concours en 1801, mais l'Académie n'avait pu décerner que des éloges aux nombreux concurrens. Sœmmering entra dans la lice et remporta la palme académique. Son ouvrage (1) fut accueilli dans toute l'Allemagne comme il l'avait été à Vienne. Un succès aussi général et le mérite d'offrir sous un petit volume l'ensemble des connaissances acquises jusqu'à nos jours sur les maladies de la vessie et de l'urètre, me donnèrent l'idée d'en offrir la traduction aux praticiens français. Puissé-je ne pas m'être trompé en pensant que ce petit travail serait de quelque utilité!

Le grand nombre de citations et de notes de l'auteur qui accompagnent le texte m'ont engagé à rejeter à la fin du volume quelques re-

______

(1) S. Th. von Sœmmering, uber die tödtlichen krankeiten der Harnblase und Harnröhre alter Männer. Zweite Ausgabe. Francfurt, a. M. 1822.

marques sur plusieurs points de cet ouvrage.

Je ne puis me refuser, avant de terminer cet avertissement, au plaisir de témoigner publiquement toute ma reconnaissance à M. le docteur Nacquart, dont les lumières et les excellens conseils ont souvent dirigé ma plume dans cette circonstance.

H. HOLLARD.

INTRODUCTION.

L'ACADÉMIE impériale de médecine et de chirurgie de Vienne ne pouvait assurément proposer au concours un sujet plus digne de méditation, que l'examen spécial des maladies de l'un des premiers appareils organiques, chez un sexe et dans un âge déterminés.

Le médecin qui approfondit son art fait assez ordinairement, en avançant en âge, une étude particulière des maladies dont nous devons nous occuper ici; il recherche avec soin leurs causes, il poursuit leurs moindres conséquences, et cela, dans le but de garantir ses semblables de ces affections dont les approches de la vieillesse lui font sentir plus vivement les ennuis et le danger, surtout lorsqu'il songe au grand nombre de savans et d'hommes d'État qui en sont journellement les victimes.

Si nous considérons les maladies de la vessie et du canal de l'urètre hors du cercle qui nous a été tracé dans la question du concours, nous trouvons qu'en général ces maladies affectent plus particulièrement la vieillesse que les autres époques de la vie (1). En effet, si d'une part nous voyons l'en-

____

(1) *Richerand*, Mémoires de la Société médicale d'Émulation, 4ᵉ année, page 313.

fance plus sujette aux affections du cerveau et des parties extérieures du crâne, la jeunesse à celles du col, l'âge adulte à celles des organes thorachiques, et l'âge mûr à celles des organes abdominaux; nous trouvons d'un autre côté que la vieillesse présente surtout les maladies des organes du bassin et de leurs annexes, jusqu'à cette époque très-avancée où les symptômes morbides, se montrant de nouveau vers le crâne, achèvent ainsi le cercle des infirmités humaines, et terminent la vie elle-même après en avoir parcouru tous les organes (1).

Observons ici que le cours du sang éprouve, avec la progression des années, des changemens considérables; que ce fluide abandonne jusqu'à un certain point les canaux artériels pour s'accumuler dans les veines, d'où résulte, tant à l'extérieur qu'à l'intérieur, une plénitude de ces dernières très-appréciable à l'œil. Nous serons peu surpris après cela de trouver chez les vieillards des maladies graves

(1) On peut consulter à ce sujet *Stahl*, Diss. de morbis ætatum; *Linne*, Diss. metamorphosis humanæ, *in* amœnitatibus academicis.

D'après *Struve* (Dissert. de hemorragiis, Rilon, 1766), les jeunes gens sont plus sujets à l'épistaxis, les adultes à l'hémoptysie, les hommes faits aux hémorroïdes, et es vieillards à l'hématurie. J. *Cheyne*, dans l'*Edinburgher med. and Surg. Journal*, vol. 4, dit que l'enfance et la jeunesse sont plus souvent affectées des maladies de la partie supérieure du canal intestinal, et que dans un âge avancé on observe de plus en plus un état de torpeur du gros intestin (disons surtout du rectum, qui est si intimement uni au canal de l'urètre).

des organes du bassin, dues à des congestions du sang veineux (1).

– Les affections de la vessie et du canal de l'urètre semblent, d'après la marche ordinaire de la nature, se reposer en quelque sorte depuis l'enfance jusqu'à la vieillesse, ou, pour parler le langage de l'école de Montpellier, les fluxions paraissent se diriger vers un point différent dans les diverses époques de la vie.

On remarque communément que le côté gauche est plus souvent affecté que l'autre de varices, d'hydrocèles, de varicocèles, de sarcocèles; ceci n'est-il pas dû en partie à ce que des matières fécales dures venant à s'accumuler dans les gros intestins, et principalement dans l'S du colon, compriment le cordon des vaisseaux spermatiques (2)?

En général les maladies des voies urinaires sont plus communes dans les pays froids, où l'on sait que la sécrétion de l'urine est très-abondante; car les organes, semblables en cela à des pièces de mécanique, s'usent par une action prolongée. C'est par une raison analogue que les maladies de la peau sont plus fréquentes dans les pays méridionaux (3).

(1) *J. Armstrong*, Practical illustrations on the scarlatet fever, etc.; 2ᵉ édit., London, 1818, page 375.

(2) *A. Richerand*, Nosographie chirurgicale, tome I, Paris, 1803, page 110.

(3) *Richerand*, Mém. sur l'appareil urinaire, dans les Mém. de la Société médicale d'Émulation, 4ᵉ année, 1802, pag. 310-313.

Notre sexe est surtout exposé à ces affections, parce que chez nous le canal de l'urètre est étroit et compliqué à son origine, et qu'un peu plus loin il se trouve uni à la prostate (1).

En admettant même que l'état de l'organisme demeure jusqu'à la fin de la vie dans une parfaite intégrité, la vessie, et plus particulièrement encore le canal de l'urètre, paraissent suivre le dépérissement des parties génitales et devancer celui des autres organes de l'économie; moins capables alors de résister aux maux qui les menacent, ils ne peuvent les vaincre comme dans la jeunesse. Si nous ajoutons (nous parlons toujours d'une manière générale) que nous avons surtout à observer ici des hommes d'une constitution goutteuse, et qui usent largement de la vie, nous trouverons chez ces mêmes hommes, outre la diathèse pathologique naturelle de ces organes dans la vieillesse, une foule de circonstances qui rendent à coup sûr les maladies dont nous parlons plus communes de nos jours qu'elles ne l'étaient jadis.

Ne sont-ce pas en effet les hommes riches qui, par des courses fréquentes à cheval, même sur les

(1) Parmi les praticiens qui ont acquis une réputation méritée par leurs connaissances sur les maladies dont nous traitons ici, je citerai sir *Éverard Home*, dont les ouvrages classiques renferment des preuves concluantes des changemens pathologiques qui surviennent dans la prostate, surtout chez les vieillards. J'ai eu lieu de m'en convaincre encore par de nombreuses observations, qui se sont offertes à moi depuis la première édition de mon ouvrage.

selles les plus douces, par l'exercice de la chasse, irritent immédiatement la vessie et l'urètre, et leur font éprouver des pressions et de violentes secousses?

Ce sont eux qui, sentant diminuer leur aptitude aux jouissances physiques de l'amour, veulent réparer la perte de leurs forces par des agens non moins énergiques que dangereux, et ont recours, dans le même but, c'est-à-dire pour calmer leurs organes aiguillonnés, à des moyens réprouvés par la nature? Abusant des parties génitales pour réveiller une imagination engourdie, ils satisfont d'une manière criminelle à leurs grossiers désirs.

Ne sont-ce pas ces mêmes hommes qui, tantôt distendent outre mesure leur vessie par des excès dans les boissons, et tantôt irritent cet organe par l'usage d'alimens âcres, salés, épicés, par des vins chauds, dont les vieillards font surtout usage, dans le but de se soutenir et de faciliter leurs digestions; d'où il résulte une augmentation de la sécrétion muqueuse et un surcroît de force vitale dans ces parties?

Ce sont encore les hommes riches qui, attachés par leur ambition ou par leurs affaires auprès d'un bureau, ou qui, conduits par une passion funeste vers une table de jeu, n'écoutant pas la voix impérieuse de la nature, résistent obstinément au besoin qui les presse, et sont enfin punis par les maux de ces mêmes parties.

Ne les voit-on pas dans leur jeunesse s'exposer inconsidérément aux inflammations de l'urètre, dont les suites ne sont pas aussi insignifiantes que leur légèreté les leur fait paraître, et que de faux amis le leur persuadent pour se faire aimer d'eux en leur dérobant de tristes vérités ?

Enfin ces mêmes hommes, pensant que leur rang, leurs richesses ou leurs dignités doivent compenser même la perte de leur santé, se soumettent rarement avec exactitude et d'une manière complète aux conseils des meilleurs médecins, et ne se guérissent presque jamais radicalement de ces maladies, dont les suites sont si redoutables. Ils se contentent, pour la plupart, d'apaiser les premiers symptômes du mal, et refusent de croire le médecin qui les avertit fidèlement de la malignité du poison qu'ils portent dans leur sein.

Quel est le praticien blanchi dans l'exercice de son art, qui peut dire qu'il a rencontré de la docilité dans cette classe de malades ?

Ces derniers trouvent à la vérité une sorte d'excuse pour leur indocilité, dans le désir d'éloigner d'eux des sentimens pénibles, et tout ce qui peut leur rappeler le lieu et la cause de la maladie. Que ne donneraient-ils pas pour les oublier sur-le-champ ?

N'est-il pas vraisemblable aussi que l'usage intempestif et l'abus des différentes injections que l'on emploie assez généralement aujourd'hui dans le traitement des blennorragies, doivent être rangés parmi les causes les plus actives de cette multitude de maladies de la vessie et de l'urètre qui se remarquent de nos jours ?

Si, d'un autre côté, nous observons les hommes des classes supérieures qui ont vécu avec tempérance et sagesse, ou qui du moins n'ont pas troublé par légèreté ou par obstination la santé de ces parties, nous trouvons qu'ils tombent souvent dans l'extrême opposé. L'application à l'étude et une vie sédentaire imposent à la vessie et à l'urètre une situation forcée, qui, jointe à la pression de la chaise et au défaut d'exercice, nuit à l'action réciproque des organes voisins. La vessie ne doit pas, comme cela arrive ici, jouer le rôle d'un sac inerte et être maintenue immobile dans une position basse; mais elle doit recevoir de légers mouvemens du tronc, et ne peut se passer du jeu des muscles qui l'avoisinent, ou même qui se trouvent à une certaine distance; ces muscles sont : le transverse, les muscles lombaires et les abdominaux.

L'urètre ne doit pas non plus, ainsi que cela se voit dans la position assise, rester immobile et comme renfermé dans une bourse; mais ce canal veut être incliné en bas, comme dans la station. La circulation du sang est d'ailleurs bien différente dans la première de ces situations ou dans la seconde. Il résulte en outre de celle-là une gêne dans les fonctions des plexus nerveux renfermés dans le bassin, de ces plexus qui ont plus d'une relation avec la vessie et avec l'urètre. On peut consulter à cet égard les belles planches que nous devons aux préparations du docteur *Schmidt* (1).

La plupart des médecins auront remarqué, chez eux-mêmes, à mesure qu'ils avancent en âge, une roideur et comme un engourdissement des parties situées autour du bassin et dans cette cavité; engourdissement qui est dû à ce qu'ils ont été long-temps assis, et qui est surtout remarquable pendant les intermissions de la goutte.

Aussi voit-on les hommes dont nous avons parlé plus haut, lors même que leur vie a été irréprochable, aggraver leurs maux, soit par un sentiment de pudeur, soit par la résolution de supporter courageusement et en silence ce qu'ils regardent comme les suites inévitables de la vieillesse, afin d'éloigner d'eux tout soupçon d'inconduite.

Combien d'hommes riches et distingués trouverons-nous donc aujourd'hui qui ne ressentent dans leur vieillesse aucun des maux dont nous parlons?

Il est aisé d'éviter l'écueil de la partialité quand on réfléchit qu'aucun organe ne change aussi promptement et d'une manière aussi remarquable que l'urètre, de grosseur, de forme, de tension, de dureté, et de température, et cela, non-seulement par l'action de certains alimens ou de substances telles

____

(1) Commentarius de nervis lumbalibus eorumque plexu, anatomico-pathologicus, 4; Vindobonæ, 1794.

que le sel, l'opium, les cantharides, la cannelle,
l'ambre, etc., mais encore par la seule influence de
l'imagination. Il suffit en effet d'un souvenir agréable,
tel que celui du toucher d'un objet aimé, de quelque odeur, de quelque chant érotique, enfin de la
vue de peintures voluptueuses, pour opérer les changemens dont nous parlons. Aussi le médecin prudent
éloignera-t-il avec soin ces jouissances des malades
qui porteront des affections de l'urètre, surtout si
ces derniers sont d'une constitution arthritique, con-
sidération que nous reproduirons plus tard, en faisant voir jusqu'à quel point on peut y attacher de
l'importance.

Si ces phénomènes, que l'on peut à peine nommer
morbides quand on isole l'urètre du reste de l'économie, mais qui exigent évidemment, pour être étu-
diés, la connaissance de tout le système nerveux et
des rapports qui unissent cet organe aux autres ;
si de tels phénomènes méritent peu d'être médités
pour eux-mêmes, il n'en est pas, à beaucoup près,
ainsi des rapports dont nous venons de parler, et
pour les connaître à fond il faut les envisager dans
ce même organe placé hors de son état normal (1).

(1) *Brunner*, de urinæ secretionem inter et cæteras organismi func-
tiones Relationibus ; Gottingæ, 1806.

G. Seiler, Anatomiæ corporis humani senilis specimen ; Erlangæ,
1800.

La Gérocomie, ou code physiologique et philosophique pour con-
duire les individus des deux sexes à une longue vie, et les dérober à
la douleur et aux infirmités ; par une société de médecins ; Paris, 1807.

Les moyens locaux doivent composer à la vérité dans beaucoup de circonstances le traitement principal; mais *dans les maladies de la vessie et de l'urètre chez les hommes d'un tempérament arthritique, ils ne suffiront que rarement, et peut-être jamais :* bien plus, dans beaucoup d'accidens locaux on obtiendra un succès facile et soutenu même sans l'emploi de ces moyens.

L'examen des écrits polémiques les plus connus sur les différences et les rapports étiologiques de la goutte, du rhumatisme et de la pierre, sont sans doute du cercle qui nous a été tracé; mais les conséquences que les affections qui en résultent ont pour les organes, méritent notre attention. On sait qu'*Arretée, Cœlius Aurelianus* et *Murray* (1) ont insisté sur ce sujet en général.

Si l'on songe que les titres des ouvrages sur les maladies vénériennes forment à eux seuls deux gros volumes in-8º, publiés par Girtanner, on verra que rien ne m'eût été plus facile que de faire parade d'érudition.

Je crois devoir me contenter de donner ici un aperçu de ce que j'ai vu, appris et lu de plus remarquable, renvoyant ceux qui voudraient connaître tout ce qu'on a écrit sur les maladies dont nous traitons, aux ouvrages de *Portal*, à la Bibliothèque

____

(1) *J.-A. Murray*, Disquisitiones de materia arthritica; Gottingæ, 1785.

médico-chirurgicale de *Haller*, à celle de *Plouquet* (1) aux journaux de *Hufeland*, de *Harles*, *Pierrer*, etc.

Les maladies de la vessie et de l'urètre, qui chez les vieillards causent la mort d'une manière prompte ou tardive (2) », sont, à l'exception des calculs urinaires :

Pour la vessie,
l'inflammation,
le spasme,
le catarrhe,
les ulcères,
la paralysie,
les excroissances fongueuses,
les plis contre nature,
les excroissances charnues (polypes),
l'incontinence d'urine,
l'hématurie;

Pour la prostate,
l'inflammation,
l'ulcération,
les abcès,
l'augmentat. de volume et le squirrhe,
l'engorgement scrophuleux,
la dilatation des conduits excréteurs;

Pour l'urètre,
la suppuration des glandes de Cowper,
le rétrécissement,
les fausses routes,
les fistules.

Je n'ai pas cru devoir parler ici des différens

(1) Initia Bibliothecæ medico-practicæ et chirurgicæ.
(2) Expressions de la question académique.

vices de conformation congéniaux de la vessie et de l'urètre, tels que l'absence de la première, l'ouraque représentant un petit conduit vésical, la membrane muqueuse formant une bourse ou un petit sac, ou bien les courbures insolites de l'urètre, son orifice extérieur situé trop haut ou trop bas. Je ne dis rien non plus des difformités et des déplacemens accidentels de la vessie, comme son étranglement dans un sac herniaire, sa compression par des excroissances du canal intestinal et surtout du rectum, ou par des exostoses du bassin ; je ne m'occupe pas des tumeurs et des végétations extérieures de la vessie, des tubercules, des ossifications, des concrétions terreuses et des kystes qu'on rencontre entre les membranes ou qui la font adhérer quelquefois aux intestins. Je laisse encore de côté les maladies de la vessie et de l'urètre produites par des corps extérieurs tranchans, piquans ou contondans, ou par ceux qui se sont introduits dans ces organes. Enfin je ne fais pas mention des maladies vénériennes récemment acquises.

Je ne traite point, comme on le fait ordinairement, de la dysurie, de la strangurie et de l'ischurie ; mais je considère la vessie et l'urètre, comme des organes que la nature a séparés du reste de l'économie dans leur affection principale, dont chacune des autres est la conséquence plus ou moins directe.

Quant aux maladies que les auteurs nomment

squirrhe et *cancer* (1) de la vessie, je les ai vues seulement avec celles de l'utérus, mais jamais je ne les ai observées chez l'homme; à moins de regarder comme telles, à l'exemple de M. *Nauche*, les ulcères (§ 25), les excroissances (§ 68 à 75), ou enfin l'épaississement des membranes de la vessie.

(1) Nonobstant l'opinion de Sœmmering, je pense que cette maladie peut affecter primitivement la vessie; qu'il me soit permis d'en citer ici deux exemples; j'emprunte le premier au *Traité des maladies des voies urinaires* de *Desault*, et le second à l'ouvrage de *Chopart* sur le même sujet.

« Un homme, sain jusqu'alors, éprouve tout-à-coup à la région du pubis une douleur sourde, intermittente d'abord, bientôt continue et lancinante. Il consulte; force émolliens sont appliqués sur la partie malade : la douleur, loin de diminuer, fait chaque jour des progrès. Des chirurgiens sont de nouveau consultés; ils sondent le malade, croient reconnaître une pierre, parce que la tumeur dure, et, comme cartilagineuse, faisait éprouver au malade un choc semblable à celui d'un corps étranger.

» Le malade vient à l'Hôtel-Dieu; Desault apprend de lui qu'il ressent dans la région de la vessie une douleur fixe et lancinante, qu'il rend parfois du sang, qu'il éprouve au bout de la verge une démangeaison incommode, qu'il est sujet de temps à autre à voir sortir par l'urètre des portions de chairs comme pourries : cette dernière circonstance est décisive; elle indique la nature du mal. —

» Desault passe une sonde dans la vessie, prescrit un régime convenable, et conseille au malade de retourner dans son pays natal. Celui-ci se conforme à cet avis, reste chez lui pendant quelque temps, et revient bientôt dans un état qu'il était facile de prévoir, mais non pas d'empêcher. La tumeur, plus volumineuse, remplit presque la vessie, l'urine ne s'écoule qu'avec peine; l'introduction des sondes était devenue impossible aux chirurgiens du pays; Desault en passe cependant une; un faible soulagement en résulte : le malade périt dans le marasme, et tourmenté par d'affreuses douleurs. L'ouverture de son cadavre fit voir que la tumeur, plus grosse que les deux poings, prenait naissance au col de la vessie; qu'elle distendait; sa nature était la même que celle de tous les autres carcinomes. »

Un homme âgé de soixante ans se plaignait, depuis une dixaine d'années, d'une difficulté d'uriner. Les bougies pénétraient aisément, et ne rendaient pas la sortie des urines plus aisée. L'urètre reconnu sain, on n'employa que les diurétiques, les bains, les tisanes de pareira brava, d'uva ursi, etc.; mais le mal empira. Le malade se plaignait de pesanteur au fondement, surtout en urinant; quelquefois il rendait du sang par les urines, d'autres fois celles-ci étaient fétides, jaunes; enfin la rétention fut complète. Le cathétérisme, devenu difficile, donna issue à beaucoup d'urine et de sang, et procura du soulagement. La présence de la sonde était intolérable; son introduction, toujours suivie d'hémorragie, fit sortir une fois quatre palettes de sang. La fièvre lente, le ténesme, des mouvemens convulsifs dans les extrémités, survinrent dans les derniers temps de la vie. La vessie, élevée et tendue, était sentie au-dessus du pubis. Le volume des hémorroïdes empêchait l'introduction du doigt dans le rectum. Le malade mourut dans le délire, après être resté trois jours sans uriner.

A l'ouverture, on trouva la vessie remplie par une masse de caillots de sang de la grosseur des deux poings, et dont les dernières couches couvraient une tumeur carcinomateuse, située au côté gauche de la base du trigone vésical. Cette tumeur seule avait la forme et le volume d'une grosse pomme. Elle avait pris naissance à l'insertion de l'urètre. Sa substance était blanchâtre, molle supérieurement, d'une dureté presque tendineuse à sa base. Le col de la vessie, l'urètre, les uretères et les reins, n'offraient aucune apparence pathologique. — *Chopart* ajoute : « L'analogie de cette tumeur avec le cancer des mamelles, des testicules et de l'estomac, les fongosités qui étaient à sa surface, l'effusion du sang et les différens symptômes qui se sont manifestés pendant la maladie, m'ont donné lieu de penser que c'était un sarcome dégénéré en cancer. » *Chopart*, Malad. des voies urinaires, tome II, page 160.

TRAITÉ

DES

MALADIES DE LA VESSIE

ET DE L'URÈTRE,

CONSIDÉRÉES PARTICULIÈREMENT CHEZ LES VIEILLARDS.

~~~~~~

CHAPITRE PREMIER.

Inflammation profonde de la Vessie.

Cystite (1).

1. **S**I l'on excepte les cas où l'inflammation de la vessie est due à la présence d'un calcul, à l'opération de la taille, ou à l'action d'un corps étranger quelconque, cette maladie est rarement aiguë et

(1) *J. Matthias Muller*, Diss. de infl. vesicæ urinariæ; Aldtorf, 1703.—*Fried Hoffmann*, Medicina rationalis systematica, t. IV, pars prima, pag. 478, cap. IX, De infl. vesicæ. — *T. Tomlinson*, Medical miscellanies; London, 1769. — Nous trouvons une observation curieuse de cystite aiguë très-bien guérie, dans les *Medical observations and inquiries*, vol. V, art. 2. — *Charles Bisset*, Medical essays and observations; Newcastle, 1766, pag. 142. — Sommerer de cystitide; Viennæ, 1782. — *Mich. Troja*, Lezioni interne ai mali della vesica urinaria e delle sue appartenenze; Napoli, tome I, 1785, et tome II, 1788.—Thérapeutique spéciale de *Richter*, ouvrage posthume, publié par son fils; Berlin, 1813, page 624, Inflamm. de la vessie.
~~~~~~

idiopathique chez les vieillards; mais, en échange, elle st très-souvent symptomatique d'une affection goutteuse. *Hippocrate, Cœlius Aurelianus* et les modernes citent très-peu de cas de cette maladie, et peut-être que dans aucun de ces derniers l'inflammation n'était franche et idiopathique. *Vogel* (1) dit à ce sujet : *Nulla fere fit hujus morbi a recentioribus auctoribus mentio.*

2. L'inflammation de la vessie est annoncée par une douleur aiguë, lancinante, brûlante, pulsative, accompagnée d'un sentiment de pression dans la région hypogastrique ; cette douleur s'étend avec plus ou moins de rapidité et d'intensité aux organes voisins. Le malade ressent des besoins continuels d'uriner sans pouvoir les satisfaire. Le peu d'urine qui sort est d'un rouge foncé; elle est épaisse, visqueuse, demi-transparente, sédimenteuse, souvent sanguinolente. Le pouls est inégal, tendu, plein, dur, l'haleine brûlante, la soif considérable.

A mesure que l'inflammation fait des progrès il survient des douleurs de plus en plus fortes dans les intestins, surtout dans le rectum, et la cystite présente le tableau suivant : inquiétudes, angoisses, palpitations, nausées, vomituritions, tension de l'abdomen, soubresauts des tendons, écoulement de l'urine involontaire et goutte à goutte, frisson, douleur et même tuméfaction considérable des lombes,

____

(1) De cognoscendis et curandis C.-H. affectibus, § 232.

froid des extrémités, insomnie, délire ; enfin convulsions, pendant lesquelles le malade succombe en poussant des gémissemens. Les phénomènes que produit ici la résorption de l'urine, et qui peuvent causer le typhus, sont exposés plus bas.

Le cathéter, ainsi que l'avait déjà remarqué *Arétée*, ne produit aucune douleur en parcourant l'urètre, mais il n'est plus supportable lorsqu'il touche à la vessie. La canule d'une seringue introduite dans le rectum, qui est ici fortement comprimé, augmente beaucoup les douleurs lorsqu'elle arrive à la partie de l'intestin qui est en rapport avec l'organe enflammé.

Si l'inflammation siége, comme dans la plupart des cas, au col de la vessie, partie la plus étroite et la plus déclive de cet organe, l'urine qui arrive dans celui-ci y est nécessairement retenue, en raison du rétrécissement du col; de là résulte une tumeur ovale à la région hypogastrique. Il est aisé de s'assurer, en explorant la paroi antérieure du rectum, du point de la vessie qui est enflammé ; d'ailleurs le cathétérisme, pratiqué dans le but d'évacuer les urines, produit dans ce cas une douleur des plus atroces.

L'inflammation existe-t-elle un peu plus haut, à l'embouchure d'un uretère, l'orifice inférieur de celui-ci est complétement oblitéré, et ce canal est lui-même dilaté d'une manière extraordinaire. Si les orifices inférieurs des uretères sont tous deux affectés, ce qui arrive ordinairement, la vessie ne recevant plus d'urine n'en transmettra plus par conséquent au dehors, et la dilatation excessive de ces conduits, par l'accumulation du liquide, rendra imminentes leur rupture et leur inflammation.

Celle-ci occupe-t-elle la partie supérieure de la vessie, cas qui est plus rare que le précédent, la région hypogastrique devient dure, tendue, chaude, et très-sensible au toucher.

Lorsqu'elle se montre à la région postérieure de l'organe, le rectum est affecté sympathiquement; les paquets hémorroïdaux offrent des pulsations, et le malade éprouve une espèce de ténesme.

Cette inflammation qui s'étend successivement du col aux autres points de la vessie, gagne aussi en profondeur, s'empare de la tunique musculaire et augmente pour toujours son épaisseur et sa dureté.

3. On distinguait autrefois, avec trop de subtilité, les cystites *illégitimes, rhumatismales*, et *érysipélateuses*, de la profonde; ces variétés qui ne paraissent consister que dans le degré d'intensité de la maladie, sont au moins inutiles pour la pratique. Nous exposerons plus bas les différences qui existent entre la cystite et le spasme de la vessie.

4. *Barthez*, dans l'excellent ouvrage qu'il publia à Paris en 1802 sur les maladies goutteuses, ne fait aucune mention des inflammations de la vessie; omission très-digne de remarque.

Je ne dis rien de la cystite qui ne succède pas à

l'aiguë, et qui reconnaît pour cause la présence d'un calcul, ou qui accompagne le catarrhe vésical, etc.

5. A l'ouverture, on trouve les traces de l'inflammation, non-seulement sur les membranes propres de la vessie, mais aussi sur la portion du péritoine qui la recouvre. Il est rare que celui-ci ne soit pas enflammé dans une plus grande étendue, et l'on dirait même que les points qui sont en rapport avec la vessie n'ont pas été primitivement affectés, mais qu'ils participent plutôt de l'inflammation générale de la membrane. On trouve ordinairement des adhérences entre la vessie et les parties voisines, et particulièrement le rectum. L'inflammation de la membrane muqueuse occupe quelquefois toute la surface interne de l'organe, d'autres fois elle se borne à une étendue plus ou moins considérable. Dans la plupart des cas la partie qui avoisine le col de la vessie est enflammée, et ceci peut tenir à trois causes : 1° à ce que le sédiment de l'urine se dépose dans cette partie, qui est la plus basse de l'organe ; 2° à ce qu'il existe souvent dans cet endroit, ou du moins dans son voisinage, un obstacle à la sortie de l'urine ; 3° à ce que les phlegmasies de l'urètre s'étendent quelquefois à la muqueuse vésicale, et l'envahissent même tout entière dans certains cas. On sait que cette dernière membrane offre à peine, dans son état de santé, quelques vaisseaux rouges ; en échange, lorsqu'elle est enflammée, on en voit un réseau serré et parsemé

2.

d'ecchymoses, qui proviennent de la rupture de quelques-uns d'entr'eux. Si l'inflammation a été violente, la tunique musculeuse en présente aussi des traces; cependant, comme cette membrane est lâchement unie à la muqueuse, l'inflammation passe difficilement de l'une à l'autre (1).

Schmidt rapporte qu'on trouva quatre-vingts livres d'urine dans la vessie d'un homme qui avait succombé à une cystite.

6.Les causes de la cystite dans un âge avancé sont: le transport, sur cet organe, de ce qu'on nomme le virus goutteux (2); la rétrocession des dartres et des autres exanthèmes, les hémorroïdes vésicales, les spasmes de la vessie, la cessation des évacuations sanguines habituelles, rarement aujourd'hui l'omission d'une saignée, les diurétiques, les vésicatoires, l'usage intérieur des cantharides, dont un grand nombre d'observations constatent le danger, témoin la suivante, rapportée par *Amb. Paré*.

« Un abbé de moyen aage, estant en ceste ville (Paris) pour soliciter un procez, solicita pareillement une femme honneste de son mestier pour deviser une nuict avec elle, si bien que, marché faict, il arriva en sa maison. Elle recueillit M. l'abbé

(1) D'après la gazette d'Iéna il paraîtrait que la tunique musculaire peut aussi s'enflammer seule.

(2) Les connaissances que nous avons acquises sur la nature de la goutte, des dartres, etc., nous font voir dans les changemens de place de ces affections, ceux d'une phlegmasie dont le siége primitif était le tissu fibreux des petites articulations, ou la peau. (N. D. T.)

amiablement, et le voulant gratifier, luy donna pour sa collation quelque confiture en laquelle y entrait des cantharides, pour mieux l'inciter au déduit vénérique. Or, quelque temps après, à sçavoir le lendemain, les accidens que j'ai par cy-devant déclarez (1) advinrent à M. l'abbé, et encore plus grands, parce qu'il pissait et jetait le sang tout pur par le siége et par la verge. Les médecins estans appellés, voyant M. l'abbé avoir tels accidens avec érection de verge, cogneurent qu'il avait pris des cantharides. Ils luy ordonnèrent des vomitoires, des clystères, des purgatifs, pour faire sortir le poison. Pareillement on luy donna à boire du laict, et luy en fut fait des injections à la verge et aux intestins........ davantage il fut baigné; mais, pour tous ces remèdes, faicts selon l'art, M. l'abbé ne délaissa pas à mourir, avec gangrène de la verge. Et partant, je conseille à telles dames ne prendre de telles confitures, et moins encore en donner à homme vivant, pour les accidens qui en adviennent. »

On peut encore ranger parmi les causes de la cystite une longue équitation, un grand voyage dans une voiture mal suspendue, la rétention volontaire de l'urine qui, dans la vieillesse, est d'une âcreté remarquable, surtout chez les sujets accoutumés à la bonne chère; enfin la colère, un refroidissement, et l'habitude des boissons alcooliques,

(1) L'inflammation de la vessie et de la verge.

Nous ne devons pas nous occuper ici des cystites qui sont dues à une affection des reins ou à quelque maladie du canal intestinal, non plus que de celles qui sont la suite d'une blennorragie violente ou incomplétement traitée; car ici l'inflammation de la vessie, n'étant que secondaire et symptomatique, appartient plutôt à l'histoire des maladies vénériennes qu'à celle des affections propres à la vieillesse.

Il ne faut cependant pas perdre entièrement de vue la blennorragie, car elle peut laisser après elle dans la vessie une disposition à l'inflammation (1).

7. La cystite est regardée comme une maladie très-grave, et nous trouvons dans l'expérience de tous les siècles la confirmation de ce pronostic d'Hippocrate : *La dureté et les douleurs de la vessie sont déjà très-fâcheuses, mais le mal est plus grand encore lorsqu'elles sont accompagnées d'une fièvre continue, et la mort est alors imminente*, etc. (2)

Si nous songeons aux causes de la cystite chez les hommes d'une constitution arthritique et qui jouissent largement de la vie, nous comprendrons aisément que, lorsque cette maladie n'est pas combattue de bonne heure, elle doit avoir des conséquences très-graves pour le reste de la vie.

(1) *Schmidt*, § 13.

(2) Κύστιες δε σκληραι τε και επώδυναι· ολέθριώταται δε όκόσαι ξυν πυρετῶ συνεχεί γίνονται, και γάρ οι άπ' αντέων τῶν κυστέων πονοι ικανοι άποκτεῖναι. Coacæ prænotiones edit. Dureti; Paris, 1621, pag. 356.

L'expérience de quelques médecins célèbres, tels que *Lentin* et *Hoffmann*, qui rapportent de nombreux exemples de guérison, doit nous donner en échange l'espoir d'obtenir des succès.

8. On commettrait une faute impardonnable, et l'on échouerait à coup sûr dans le traitement, si, en s'occupant de celui-ci, on n'avait égard qu'à la maladie locale et point du tout à l'état général de l'économie. En conséquence, si la cystite survenait après une attaque de goutte, il serait indispensable de rappeler l'affection arthritique dans le lieu qu'elle occupait d'abord, et cela par des fomentations chaudes et même par des sinapismes (1), comme *Barthez* le conseille dans plusieurs déplacemens de la goutte. *Petersen* vit disparaître une rétention d'urine, du moment où la goutte occupa de nouveau les petites articulations. *Draviz* rapporte qu'un homme sentit tout-à-coup dans les pieds des douleurs très-vives, qui, s'étant portées dans l'urètre et dans la vessie avec un sentiment d'ardeur, et y ayant déterminé une rétention d'urine, furent rappelées par des moyens irritans à leur premier siége, où elles produisirent de la tuméfaction.

On commence le traitement par une émission sanguine assez abondante, et que *Petersen* conseille de

____

(1) *Desbois de Rochefort* guérit, par l'application de vésicatoires sur l'hypogastre, deux cystites qui provenaient d'une métastase rhumatismale. Cependant il est généralement dangereux d'avoir recours à ce moyen dès le commencement.

porter jusqu'à la défaillance, surtout lorsque le malade a l'habitude de se faire saigner à certaines époques, ou qu'il est sujet à des hémorragies périodiques. Il est cependant des cas où la saignée est contr'indiquée, tels sont ceux d'une trop grande faiblesse. *Tomlinson* (1) parle d'une cystite dans laquelle le cathétérisme augmentant les douleurs, on eut recours avec succès aux saignées répétées et à tout l'appareil des moyens antiphlogistiques. Chez un autre malade on ouvrit dix fois la veine dans trois jours (2).

Après la saignée du pied, qui est ici préférable à celle du bras, on applique de nombreuses sangsues sur l'hypogastre, et surtout au périnée, parce que les artères de celui-ci viennent du même tronc que celles qui s'étendent au col de la vessie. Le dégorgement qu'on opère ainsi dans les premières branches, diminue en même temps l'impulsion du sang dans celles qui naissent plus tard.

Il faut appliquer ensuite des fomentations tièdes ou des cataplasmes émolliens sur les endroits que nous avons indiqués. On pourrait également y faire des frictions avec un liniment volatil camphré, rendu légèrement narcotique par l'addition du suc de pavot.

Le malade sera mis dans un bain ou un demi-

(1) Medical miscellanies.

(2) Med. obs. and inq., vol. V, art. 2.

bain d'eau de savon. L'anus et les parties génitales pourront être exposés à la vapeur de l'eau chaude.

Lorsque la maladie est due à un refroidissement, l'opium est le moyen le plus efficace pour la combattre ; mais il ne faut l'administrer qu'après la diminution des accidens principaux, ou du moins après la saignée, et cela de peur d'augmenter l'inflammation. L'auteur anonyme des *Medical observations and inquires*, a vivement combattu l'opinion d'*Hoffmann*, sur le danger de l'opium dans les inflammations de la vessie. Les lavemens fortement chargés de savon sont encore très-avantageux ici.

On entretiendra une température douce dans la chambre du malade.

La vessie est-elle fortement distendue par l'urine, et le cathétérisme est-il impossible, même dans les momens où les accidens paraissent calmés (ce qui se voit surtout dans l'inflammation du col), il faut se décider à faire la ponction de la vessie par la région hypogastrique ; car plusieurs raisons, mais surtout la violence de la douleur, ne permettent pas de la faire par le rectum.

Si l'évacuation de l'urine par le cathéter augmente la douleur, il ne faut pas vider entièrement la vessie ; on doit aussi éviter par la même raison d'introduire trop souvent la sonde.

Lorsque l'inflammation siége à la face supérieure de la vessie, le cathétérisme est supportable, et même inutile, car alors l'urine n'est que trop promptement excrétée.

Après l'évacuation de ce liquide, on fait dans la vessie, au moyen d'une algalie, des injections émollientes avec la décoction de sagou, d'orge, de guimauve, avec un mélange d'huile de lin et d'extrait aqueux d'opium, ou enfin avec du lait.

Les alimens du malade doivent être doux, mucilagineux et pris à une température plutôt chaude que froide. Il en est de même des boissons mucilagineuses. *Frédéric Hoffmann* recommande ici l'eau de Selters, et cite des exemples de son efficacité. On devra proscrire tout ce qui est salé, âcre, épicé.

Si l'on se trouvait en automne, au moment de la parfaite maturité des raisins, je conseillerais l'usage de ce fruit, avec la précaution d'en jeter les pellicules et les pepins; j'ai obtenu par ce moyen des succès étonnans. Le suc des raisins est à la fois un aliment et un médicament doux, rafraîchissant, mucilagineux, qui a l'avantage de tenir le ventre libre, et d'être du goût de tout le monde. *Hoffmann* donne beaucoup d'éloges au vin de Hongrie.

Les médicamens doivent être choisis parmi les substances douces, mucilagineuses ; ce sont les décoctions de racine de guimauve, de tapioca, de salep, la dissolution de gomme arabique, la décoction blanche de Sydenham, le lait de graines de lin ou de graines de pavots. *Hoffmann* recommande sa liqueur anodine ; lorsqu'elle est bien préparée, elle peut au moins diminuer les flatuosités qui distendent le ventre.

Bien que des médecins très-distingués aient conseillé le nitrate de potasse, je le rejette, au moins dans le commencement, comme un moyen qui irrite trop immédiatement la vessie. Je pourrais citer d'ailleurs, outre mes propres expériences, celles du docteur *Alexandre* (1), et de quelques autres praticiens ; expériences qui prouvent que ce sel sort avec l'urine, sans éprouver la moindre altération.

Quand l'inflammation est due aux cantharides, on donne le camphre dissous dans un lait d'amandes, dans une décoction émolliente, ou dans l'eau de gomme, et l'on fait boire au malade une grande quantité d'eau chaude, rendue agréable par l'addition d'un peu de thé.

Soupçonne-t-on quelque affection syphilitique, il est bon de faire sur l'hypogastre et sur le périnée des frictions avec l'onguent gris ; ce moyen est même recommandé lorsqu'il n'y a aucune apparence de maladie vénérienne ; on l'emploie alors alternativement avec le liniment volatil camphré.

Chez les hommes d'une constitution goutteuse, on conseille particulièrement la décoction de pareirabrava (2). Lorsque l'inflammation de la vessie a dis-

______

(1) Mémoires de l'Académie des Sciences de Munich, t. VII, p. 261.

(2) *Alex. Blakrie*, Disquisition on medicines that dissolve the stone ; London, 1771. — *Murray* Apparatus medicaminum, vol. I, p. 497.

paru on redouble de soins pour éloigner la maladie arthritique de cet organe en faisant éviter au malade les causes qui pourraient la déplacer des petites articulations. On continue le traitement adoucissant pendant quelque temps encore après la guérison apparente, et l'on défend l'équitation, la voiture, les boissons fortes, les alimens salés, et toute espèce de refroidissement; enfin il faut avoir soin de tenir le ventre libre.

Lorsque le traitement réussit, la difficulté d'uriner disparaît peu à peu avec les autres accidens; l'urine devient visqueuse, trouble, épaisse, fétide et assez abondante. Il survient une sueur douce et naturelle, et quelquefois une éruption cutanée qu'*Hoffmann* regarde comme érysipélateuse; les selles redeviennent faciles.

Mais si l'inflammation a été violente, et a duré quelque temps, tous les accidens ne disparaissent pas si complétement qu'il ne reste encore un peu de difficulté dans l'excrétion de l'urine, plusieurs jours après la cessation de la maladie.

9. La cystite a-t-elle été le résultat du déplacement de la goutte, le convalescent devra éviter tout ce qui peut exciter trop vivement ses passions. Ma propre expérience m'a convaincu que les refroidissemens et les excès dans les boissons et les alimens, ne donnent guère lieu à des attaques de goutte, si quelque affection morale, et surtout un accès de colère, ne les ont précédés.

La cause de la goutte se trouve, plus qu'on ne le pense, liée aux désordres du système hépatique ; et, pour citer l'expérience d'un autre médecin, *Murray* observa les différentes récidives dont il parle chez des malades tels que ceux que nous avons dépeints, et chez lesquels la goutte s'était portée sur la vessie et sur l'urètre.

10. Le convalescent doit se vêtir chaudement ; car *Wilson* (1) a prouvé, par des recherches d'une exactitude remarquable, que tout ce qui empêche la perspiration cutanée favorise la précipitation de l'acide urique, précipitation qu'augmentent les boissons acides, et que diminue le régime animal. Le même auteur a démontré que les sudorifiques empêchent souvent cette précipitation, et que l'urine dépose alors un sédiment assez semblable à de la crême.

11. Quand l'inflammation ne disparaît pas, ou ne diminue même que médiocrement, elle passe bientôt à l'état chronique, état dans lequel les membranes de la vessie acquièrent une épaisseur et une dureté qui les empêchent de se distendre comme auparavant. Le malade éprouve alors dans le bassin le sentiment d'un corps lourd, qu'on sent même en portant le doigt dans le rectum. Cet épaisissement de la vessie en impose quelquefois au point qu'un chirurgien, l'ayant pris pour un calcul, pratiqua l'opération de la taille (75).

(1) Treatise on febrile diseases, vol. III ; London, 1801.

La cystite passe aisément à la suppuration : de là les ulcérations plus ou moins étendues dont nous parlerons plus tard, et qui, étant entretenues par l'inflammation ou par des accidens survenus dans le cours de la maladie, peuvent occasionner la rupture de la vessie, à la suite de laquelle le pus s'épanche dans la cavité de l'abdomen, et termine bientôt la vie du malade.

Quand l'inflammation parvient à son plus haut degré d'intensité elle fait place à la gangrène (1), et la mort est dès lors inévitable ; *Hoffmann* et (2) *Ricou* ont observé ce fait, dont je pourrais encore rapporter un grand nombre d'exemples.

(1) On a observé cette fatale terminaison chez le célèbre *Barthez.*

(2) Musée de l'art de guérir, publié par la Société Helvétique, tome I, 1792, n° 32.

On trouve l'observation d'une gangrène de la vessie, avec perforation des parois de cet organe, dans les Mémoires de la Société de Médecine de Londres, vol. IV, 1795.

CHAPITRE II.

Catarrhe de la vessie (1).

12. **Cette** maladie, qui se voit surtout chez les hommes âgés (2) et d'un tempérament lymphatique, consiste dans une inflammation de la membrane muqueuse de la vessie, inflammation qui donne lieu à une sécrétion vicieuse de l'humeur dont la surface interne de cet organe est habituellement lubrifiée. *Reil* (3) y voit une aberration des propriétés vitales des glandes muqueuses de la vessie. Mais l'existence de celle-ci n'est pas facile à démontrer. Il s'écoule avec l'urine une grande quantité d'un mucus, qui s'éloigne des qualités ordinaires de ce fluide.

Le catarrhe de la vessie s'observe à peine dans certaines contrées ; de là vient qu'*Hoffmann* le regardait comme une *maladie extrêmement rare*. Mais cette affection est quelquefois très-fréquente :

(1) Synonymie : Mictio materiæ mucosæ, *Plater*. — Glus, *Linnée*. — Pyuria mucosa, *Sauvages*. — Dysuria mucosa, *Cullen*. — Hemorroïdes albæ, *Frid. Hoffmann*. — Tenesmus vesicæ, *Barthez*. — Catarrhe de la vessie, *Chopart*. — Blennurie, *Alibert*, etc.

(2) Chez les femmes le catarrhe ne se montre guère aussi que dans un âge avancé.

(3) Diagnostic et traitement des fièvres, tome III; Halle, 1800.

Gunther (1) la vit régner épidémiquement dans l'automne de 1782.

L'invasion est quelquefois subite, d'autres fois on observe des symptômes précurseurs, tels que des hémorroïdes, des pesanteurs dans l'estomac, des spasmes ou un relâchement extraordinaire du canal digestif, des douleurs passagères et lancinantes, une chaleur brûlante et de la tension dans la région de la vessie, un sentiment de pression au périnée ; la vessie elle-même est douloureuse, comme oppressée, et des accidens spasmodiques s'y font remarquer. Ces symptômes, qui indiquent une élévation subite dans l'irritabilité de tout le système urinaire, et des organes qui ont avec lui des rapports sympathiques, accompagnent aussi le catarrhe vésical lorsqu'il est déclaré.

L'urine d'abord troublée, pâle, floconneuse, devient bientôt transparente, et l'on voit se déposer alors au fond du vase une quantité, souvent peu considérable, de mucus.

Dans quelques cas, celui-ci a l'aspect de la bouillie, et lorsqu'on l'agite il colore l'urine sans présenter de flocons ; d'autres fois il est filamenteux

---

(1) *Dencker*, Diss. de catarrhe vesicæ; Duisb., 1789.

Schonbroug, Diss. de catarrhe vesicæ; Duisb., 1794.

Theden.

Chopart, Traité des malad. des voies urin.

Pinel, Nosogr. phil., 1807, tome II.

Loyer Villermay, Traité des mal. nerveuses ou vapeurs, Par., 1806, page 436.

ou forme une masse compacte ; j'en ai vu une qui présentait un pied de longueur ; elle était d'une solidité telle, qu'on pouvait, sans la rompre, la laisser tomber d'un vase dans un autre : *Gunther* a fait la même observation. D'autres fois le mucus est transparent, blanc, jaune, vert, strié de rouge, sans odeur, ou d'une fétidité insupportable. *Cabanis* (1) regardait l'odeur ammoniacale de cette matière comme signe caractéristique du catarrhe vésical.

La teinture de tournesol ne colore pas toujours l'urine en vert dans cette maladie, comme Chopart l'a avancé, mais quelquefois en rouge, et j'en connais plusieurs exemples.

Le mucus est-il abondant et épais, il exige des efforts pour être excrété, et cause souvent une rétention d'urine.

La chaleur âcre qui se fait sentir dans la vessie disparaît après l'évacuation du mucus, mais elle reparaît à mesure qu'il est secrété de nouveau.

Lorsque celui-ci sort abondamment et d'une manière continue, il survient une fièvre lente, et plus tard des désordres organiques dans les voies urinaires, tels que des ulcères de la vessie. *Gunther* a vu chez un vieillard de soixante-douze ans, une fistule qui était due à la perforation de l'urètre, suite d'un catarrhe vésical, et qui finit cependant par guérir. Le même auteur a trouvé, en faisant

(1) Observations sur les aff. catarrhales en général, etc.; Par., 1807.

l'autopsie de sujets morts de catarrhe vésical, la vessie très-épaisse, enflammée, ulcérée, quelquefois comme macérée et adhérente aux parties voisines.

On lit dans le journal de médecine de *Sedillot*, tome xxviii, l'histoire d'un catarrhe vésical aigu, remarquable par l'intensité des symptômes et des désordres qui en sont résultés ; cette observation a été faite par M. Maréchal, chirurgien militaire : en voici l'extrait.

Un hussard robuste, et d'un tempérament sanguin, était pris depuis cinq jours d'une rétention d'urine, suite d'une blennorragie dont il était affecté depuis dix. A son arrivée à l'ambulance, les douleurs étaient vives ; il ne faisait quelques pas qu'avec peine et en se courbant. La face était rouge, la peau chaude, le pouls plein, dur et fréquent, l'odeur urineuse. Saignée générale et bain tiède ; le soir, nouvelle saignée et fomentations émollientes sur tout le ventre, qui était douloureux et présentait à sa partie inférieure une tumeur oblongue. Le lendemain, M. Maréchal, ayant reçu une algalie, sonda le malade. Sortie d'une pinte et demie d'urine fétide et trouble, soulagement du malade et modération des symptômes. Persistance dans la dureté du pouls et dans la tension de l'hypogastre, où l'on sentait un corps arrondi et résistant. Lavemens, fomentations, boissons émollientes, et le soir, après le bain, nouvelle introduction de la sonde, suivie de l'écoulement d'une urine moins fétide et chariant des flocons albumineux. Même traitement pendant trois jours, sans que le malade rendît spontanément une seule goutte d'urine. Le quatrième jour, on ne put introduire la sonde qu'après l'application d'un cataplasme émollient sur le périnée; mais des flocons venant à boucher l'instrument, rendirent le cathétérisme inutile; un nouvel essai ne procura que la sortie d'une très-petite quantité d'urine bourbeuse et d'un peu de sang provenant de l'urètre. Le lendemain, impossibilité de sonder; affaiblissement remarquable et redoublement des douleurs; tous les symptômes s'aggravant, et l'urine ne sortant plus du tout depuis trois jours, la ponction fut faite au-dessus du pubis. Il ne sortit qu'un peu d'urine épaisse, et le soulagement fut peu considérable; la canule restée dans l'ouverture fut obstruée par des flocons albumineux. L'extraction de quelques-uns d'entre eux, des essais pour délayer les autres, tout fut inutile, et le malade succomba après cinq jours de souffrance, dans un état d'émaciation considérable. A l'ouverture on trouva un racornissement de la vessie; quoique celle-ci ne fût pas remplie, ses parois se soutenaient d'elles-mêmes; cet organe renfermait huit onces d'une matière grisâtre, de consistance de bouillie. La membrane muqueuse épaissie était couverte d'une couche glutineuse, et présentait plusieurs ulcérations. Les parois de la vessie avaient six lignes d'épaisseur; l'enveloppe péritonéale était

3.

livide ;, l'urètre, enflammé et d'une couleur violette, offrait trois ulcérations.

J'ai moi-même trouvé la vessie dilatée, molle, un peu épaissie et dans un état spongieux.

13. Le catarrhe vésical se distingue :

1º *Du calcul;* par l'absence des signes antérieurs de cette maladie, par le soulagement qu'éprouve le malade lorsque la vessie se vide et revient sur elle-même; dans le calcul, en effet, la douleur augmente précisément dans les circonstances que nous indiquons, tandis qu'elle diminue beaucoup pendant la plénitude de l'organe. Le doigt, introduit dans le rectum, ne sentant d'ailleurs aucun corps étranger, la sonde n'en rencontrant pas davantage, on ne peut hésiter sur le diagnostic de la maladie. Enfin le catarrhe vésical peut être épidémique, le calcul ne l'est jamais.

2º *Du diabétès;* par l'absence de l'odeur mielleuse qui se remarque dans celui-ci; par une émaciation beaucoup moindre du corps; parce que la faim et la soif ne sont pas à beaucoup près aussi remarquables.

3º *De la suppuration de la vessie;* par la nature de la matière rendue avec les urines; le mucus est abondant, transparent, visqueux; il peut sortir par masses et comme par flocons, tandis que le pus est lourd, sans consistance, blanchâtre; son propre poids l'entraîne au fond du vase, et si l'on agite, il se mêle uniformément à l'urine, et lui donne un aspect laiteux; d'ailleurs il est le plus souvent d'une fétidité particulière, et devient transparent quand on le traite par les alcalis.

4° *De la gonorrhée;* en ce que la matière contenue dans la vessie ne sort pas sans une contraction de cet organe, tandis que le mucus de la blennorrhagie, ne provenant que de l'urètre, sort de lui-même et peu à peu.

5° *Des écoulemens spermatiques;* par l'odeur, la couleur, la fluidité de la semence lorsqu'elle est exposée à l'air, et sa cristallisation après une courte évaporation.

14. Les hommes les plus sujets au catarrhe de la vessie sont ceux qui boivent beaucoup de liqueurs alcooliques, ceux qui ont une figure très-enluminée, ceux enfin qui s'appliquent aux travaux de l'esprit et qui mènent une vie sédentaire. Peut-être la faiblesse, ou l'irritabilité, soit congéniales soit acquises, des organes sécréteurs du mucus, disposent-elles encore à cette affection.

Il est rare qu'une blennorrhagie, ou un coït immodéré, n'aient pas précédé le catarrhe, comme le prouve l'observation rapportée par M. *Louyer Villermay.*

15. Les causes occasionnelles de cette maladie sont, outre les calculs, un tempérament arthritique, ou le déplacement de la goutte, la répercussion d'un exanthème, le refroidissement : *Gunther* cite un cas dans lequel cette dernière cause fut suivie

le même jour d'un catarrhe vésical. Les diurétiques et les médicamens qui irritent la vessie doivent encore être rangés parmi les causes de cette affection, ainsi que l'équitation souvent répétée, la masturbation, l'abus des plaisirs de l'amour, les ulcères de la vessie, la présence des vers dans le canal intestinal, les hémorroïdes, et les injections irritantes.

Il est quelquefois très-difficile de reconnaître la véritable cause de la maladie.

Le catarrhe vésical est tantôt simple, tantôt compliqué de goutte ou d'hémorroïdes. Il peut être léger, ou très-violent, au point même de faire succomber promptement le malade à l'émaciation qui en résulte.

Cette affection est ordinairement chronique, mais elle peut se montrer aiguë et disparaître en peu de jours. Elle est le plus souvent continue, quelquefois cependant on la voit revêtir un type intermittent, par exemple lorsqu'elle est accompagnée d'hémorroïdes.

16. Le catarrhe vésical résultant d'une cause incurable, telle que la désorganisation des membranes de la vessie, est lui-même au-dessus de toutes les ressources de l'art. On a vu cette affection alterner avec certaines pétéchies. Les vieillards sont assez sujets aux récidives. *Lassus* (1), qui voit dans le catarrhe vésical une inflammation chronique, le considère comme ordinairement incurable. Si cette

____

(1) Pathologie chirurgicale; Paris, 1803.

maladie fait des progrès, elle donne lieu à la paralysie de la vessie, et la membrane interne de cet organe, habituellement enflammée, devient variqueuse.

Bien que le catarrhe vésical diminue d'intensité sous l'influence d'un régime sage, les vieillards qui en sont atteints le conservent cependant jusqu'à la fin de leurs jours.

17. On doit commencer le traitement de cette maladie par combattre les causes qui y ont donné lieu, telles que les hémorroïdes, mais surtout la goutte et le rétrécissement de l'urètre.

Le catarrhe est-il accompagné de fièvre inflammatoire, ou de cystite, comme *Odier* [1] pense que cela arrive toujours au commencement, on emploiera, selon les circonstances, la saignée, les sangsues, les bains, et les cataplasmes émolliens. Si, au contraire, des symptômes adynamiques se font observer, on a recours à des moyens toniques et même stimulans : ainsi on fait prendre pour boisson l'infusion de camomille romaine ou de trèfle d'eau, etc. Plus tard on ranime les propriétés vitales au moyen de l'alun, des préparations de bois de Campêche, de l'écorce du Pérou, de la cannelle et des martiaux. *Grashuys* guérit avec la teinture de quinquina et de cachou un catarrhe qui durait depuis vingt ans, et qui était accompagné de strangurie et d'émaciation. Un malade, affecté de catarrhe vésical, rendait

[1] Manuel de médecine pratique; Genève, 1803.

quinze livres de mucus dans l'espace de trente-six heures ; *Barthez* lui fit prendre de fortes doses d'opium, tant par les premières voies qu'en lavemens ; il eut recours en outre à l'application, plusieurs fois répétée, de dix-huit sangsues au périnée, et ce traitement fut couronné d'un plein succès. Il continua néanmoins d'administrer encore au malade des infusions aromatiques.

Bruckmann (1) vante la garance associée au camphre.

Valentin (2) recommande l'extrait de ciguë, dont il dit avoir retiré de grands avantages ; il en donne jusqu'à trois gros par jour.

Nauche conseille dans les catarrhes opiniâtres l'extrait de jusquiame, à la dose d'un quart de grain jusqu'à un grain par jour.

Cabanis rapporte que M. *Boyer* guérit un catarrhe vésical, par l'application d'un large vésicatoire sur la partie interne des cuisses ; peut-être devrait-on ici préférer la moutarde à ce dernier moyen.

Trampel retirait toujours un grand avantage du séton au périnée.

Les fomentations chaudes sur l'hypogastre, les lavemens, les frictions au périnée avec le liniment volatil camphré ou opiacé, sont recommandés par *Schmidt*.

(1) Archives de Horn, page 185.
(2) Bibliothèque américaine, n° 9, page 321.

D'après l'expérience de *J.-P. Michell*, la maladie dont nous parlons exigerait des médicamens névritiques et ne céderaient que sous leur influence.

M. *Alibert* rapporte que M. *Jourda* guérit un catarrhe vésical, pendant la durée duquel la vessie, trop distendue par l'urine qui s'y accumulait, s'était rompue ; le succès fut attribué à une potion balsamique composée de deux gros de lait d'amande, même quantité de dissolution de gomme arabique, une once de baume de Copahu, une once de sirop d'althéa, et deux gros d'eau de fleur d'oranger.

Van der Harr compte, en échange, fort peu sur les moyens internes, mais il attend tout le succès de l'emploi des bougies, dont il continue l'usage jusqu'à ce qu'elles puissent pénétrer dans la vessie sans éprouver la moindre difficulté. Alors l'écoulement cesse peu à peu et s'arrête enfin complétement. Cependant *Gunther* objecte à cette méthode, que chez plusieurs malades on ne rencontre aucun obstacle dans l'urètre, comme on peut s'en convaincre chez beaucoup de femmes, qui n'en sont pas moins affectées de catarrhe vésical.

Chopart, après avoir conseillé différentes injections astringentes, s'exprime ainsi : « J'ai fait des injections d'eau végéto-minérale chez un vieillard de soixante-quinze ans, épuisé par la perte excessive des mucosités qu'il rendait avec les urines. Il n'en a éprouvé aucun accident ; ses urines sont devenues moins chargées, il a repris ses forces et a vécu deux années dans cet état. La boisson qui lui réussissait le mieux était la limonade cuite. »

En résumé, on doit considérer dans le traitement du catarrhe dont nous parlons, d'une part, les médicamens qui agissent sur les membranes muqueuses en général, et de l'autre, ceux qui paraissent avoir une influence particulière sur la vessie. Il est aisé de comprendre que les moyens hygiéniques sont ici d'un secours indispensable; en conséquence on prescrit au malade une diète sèche, l'usage de viandes faciles à digérer; on lui défend un exercice immodéré, mais surtout l'équitation et les plaisirs de l'amour; il doit porter sur le ventre, soit une peau de mouton ou de cigne, soit tout autre vêtement qui entretienne dans cette partie une chaleur douce; enfin, il importe qu'il se livre avec modération aux travaux de l'esprit.

CHAPITRE III.

Ulcères de la Vessie.

18. Bien que les ulcères de la vessie soient le plus souvent déterminés par des calculs, ou par l'action d'un corps étranger, on les observe cependant quelquefois avec une inflammation ou avec un catarrhe prolongés de cet organe; ils peuvent être dus au virus syphilitique, à l'usage long-temps continué des acides minéraux, et cela surtout chez les vieillards (1) et les hommes qui jouissent largement de la vie. On trouve dans les superbes planches de Baillie un dessin qui représente un ulcère de toute la partie postérieure et supérieure de la vessie. Le crayon de M. Valter fils a reproduit aussi avec beaucoup de vérité une maladie semblable, qui occupait la prostate et la partie antérieure de la vessie.

L'ulcère stéatomateux dont parle *Swertner*, et qui s'étendait à tout le corps de l'organe jusqu'à son col, semble se rapporter aussi à ceux dont nous nous occupons.

(1) *Christ. Vater*, Diss. de ulcerum vesicæ urinariæ originibus, signis et remediis; Wittemberg, 1769.

Ernest. Pohl, Diss. de ulcere vesicæ; Vienne, 1781.

G.-A. Welber, Diss. hemorroïdum vesicæ urinariæ, pathologia et medela historia morbi gravis, et sectione corporis illustrata; Iena, 1783.

Ambroise Paré rapporte l'observation suivante :

« J'ai souvenance avoir traicté, avec M. *Houlier*, médecin très-docte, M. Goyet, avocat du roi au Chastelet de Paris, lequel avait une strangurie et pissotoit ordinairement, tant le jour que la nuict, avec très-grandes douleurs, se plaignant sentir grande chaleur et cuison à la vessie et à l'extrémité de la verge, et jettant ses urines laicteuses et à la fin de l'urine et du pus. On luy fit beaucoup de remèdes, et pour appaiser la douleur je luy faisois, par l'avis dudit *Houlier*, des injections avec eau de plantain, antimodium, auxquelles estoit dissoulte de la craye et terre sygillée; autres fois je luy faisois des injections faites de mucilages de coings avec eau de plantain et de rose, lesquels remèdes tendoyent à fin de rafréschir la vessie et desseicher les ulcères. Devisant avec ledit *Houlier* pour sçavoir la cause des susdits accidents, il me dit que Goyet avoit la vessie rogneuse et teigneuse, avec petits ulcères, et lorsque l'urine tomboit à la vessie elle mordiquoit les ulcères. Ledit Goyet estant décédé, je fis l'ouverture de son corps à la présence dudit *Houlier*, et trouvasmes la vessie toute calleuse et pleine de pustules de grosseur d'un petit pois, et lorsque je les comprimois en sortoit du pus tout blanc, tel que celuy qui étoit jetté avec les urines pendant la vie. » *OEuvr.* D'A. PARÉ, lib. XVII, ch. LIX.

19. Ces ulcères attaquent quelquefois la vessie

au point de détruire une partie de ses parois ; de là résultent divers accidens, suivant la place qu'occupe la maladie. Si c'est, par exemple, le bas-fond de l'organe qui est détruit, l'urine forme des dépôts dans le tissu cellulaire environnant, pénètre bientôt dans le périnée, dans les bourses, y produit de l'inflammation, et par suite une suppuration qui, se faisant jour au dehors, établit ainsi des fistules urinaires (126).

La partie antérieure de la vessie est-elle détruite, l'urine pénètre dans le tissu cellulaire du péritoine et des muscles de l'abdomen, et donne lieu à des fistules qui s'étendent souvent jusqu'à la poitrine. Lorsque la partie supérieure de la vessie est le siége de la maladie, l'urine découle dans la cavité abdominale et y détermine une phlegmasie mortelle, comme *Baillie* en cite un exemple. D'autres fois, au moyen d'une inflammation adhésive, il s'établit à la place qu'occupait l'ulcère une communication entre la vessie et les intestins. *Frank* (1) trouva chez un vieillard de soixante-quatre ans des adhérences carcinomateuses entre le mésentère et la vessie : cette dernière était percée d'un trou par lequel s'échappoit une urine infecte, qui inondait tout le bassin.

Ce grand médecin rapporte encore l'histoire d'un prêtre âgé de soixante-douze ans, dont la vessie

____

(1) Oratio academica de vesica urinali ex vicinia morbosa ægrotante; Ticini, 1786.

présentait une ouverture qui établissait une communication entre sa cavité et celle du colon ; l'urine passait de cette manière dans l'intestin ; il s'ensuivit une *diarrhée urinaire*, qui fit succomber le malade dans l'espace de huit jours. *Schenk* a vu un cas semblable chez un médecin.

Quelquefois la vessie, perforée à sa partie postérieure, communique avec le rectum ; l'urine passant alors dans ce dernier, et les matières fécales dans la vessie, déterminent réciproquement dans chacun de ces organes une inflammation plus ou moins violente. J'ai moi-même observé cette malheureuse circonstance chez un médecin âgé de soixante-dix ans, qui avait eu quelques années auparavant une forte contusion, produite par un timon de traîneau.

Hoffmann, *Albinus* (1) et plusieurs auteurs anciens et modernes rapportent encore des exemples semblables.

On a trouvé la membrane interne de la vessie tellement détruite par la suppuration, soit dans un point, soit dans la totalité de son étendue, que la tunique musculaire se montre absolument seule, comme si elle eût été préparée avec le plus grand soin. Ne serait-ce pas un cas de ce genre qui aurait fait donner à la vessie l'épithète de résiforme (2) ?

(1) Annotationum academicarum lib. VII, cap. XIII.
(2) *Jalon*, Eph. nat. cur. D. II, ann. II, obs. CXXIX.

20. *Fabrice de Hilden* [1], *Willis* [2], *Ruysch* [3], *Koch* [4], *Grimm* [5], *Guisard* [6], *Raulin* [7], prétendent avoir vu la membrane interne de la vessie sortir par lambeaux. *Rouhault* dit même qu'il a trouvé des portions de réseau vasculaire dans les urines excrétées. Je ne déciderai pas si ces auteurs ont été induits en erreur par un mucus concrété, tel qu'on en observe dans le catarrhe vésical; mais je serais d'autant plus porté à le croire, que *Morgagni* lui-même n'ose rien conclure à cet égard.

Ce célèbre médecin rapporte l'observation suivante :

« *Vir, annorum septuaginta, cum diurna mingendi difficultate laborasset, ut non nisi catheteris ope urinam redderet, aucto in dies morbo in Bononiensi mosoconio Sanctæ Mariæ de vita decumbere coactus est. Ibi dum a lithotomo per catheterem urinæ exitus, sed incassum, quærebatur, subsecuta laboriosa respiratione cum stertore mortuus est. — Vesicæ urinariæ fibræ adeo creverant ut cordis lacertos figura et magnitudine referrent, etc.* [8]. » *Epist.* XLI, *art.* 6.

(1) Obs. centuria IV.
(2) De urinis.
(3) Adv. anat. med. chir. dec. II; Amst. 1720, pag. 24.
(4) Affectus rarissimus ab *H. Boérhaave* sanatus; Leid. 1738.
(5) Eph. nat. cur.; 1712, art. V, obs. CXIII.
(6) Pratique de chirurgie.
(7) Observations de médecine; Paris, 1752.
(8) Un homme de soixante-dix ans était affecté d'une dysurie qui

21. Les accidens sympathiques qui accompagnent les ulcères de la vessie peuvent être aisément déduits de ce que nous venons de dire. *Celse* en avait déjà parlé en ces termes : « *Non ignoramus, orto* « *canero vesicæ* (1)*, sæpe affici stomachum, cui cum* « *vesica quoddam consortium est : ex quo fieri, ut* « *neque retineatur cibus, neque, si quis retentus est,* « *concoquatur, neque corpus alatur : ideoque ne* « *vulnus quidem, aut purgari, aut ali possit; quæ* « *necessario mortem maturant* (2). » Cette observation a été répétée par un grand nombre d'auteurs. L'âcreté presque incurable de l'urine chez les vieillards ranime continuellement les douleurs, en irritant les ulcères qui sont baignés par ce liquide. Outre que le plus petit écart de régime, une émotion, un changement de température, aggravent la maladie, les forces des vieillards qui en sont atteints se consument avec d'autant plus de rapidité, que les jeunes gens eux-mêmes succombent souvent au marasme dans les circonstances dont il est ici question.

ne lui permettait pas d'uriner sans le secours du cathéter. Voyant que sa maladie faisait chaque jour de nouveaux progrès, il se rendit à l'hospice de Sainte-Marie à Bologne. Là toutes les tentatives pour procurer l'issue des urines par le cathétérisme furent inutiles ; et bientôt la respiration étant devenue pénible et stertoreuse, le malade mourut. Les fibres de la vessie avaient acquis un tel accroissement qu'elles présentaient la forme et la dimension des colonnes charnues du cœur.

(1) Cette expression signifie pour nous un ulcère de la vessie.

(2) Libro VII, cap. XXVII.

Cependant il existe des exemples qui prouvent qu'on peut obtenir la guérison de ces ulcères, dans les cas les plus défavorables.

22. La maladie dont nous parlons, devant être regardée comme le résultat d'une inflammation, reconnaît nécessairement les mêmes causes que cette dernière : nous les avons indiquées § 6, et il serait inutile de les rappeler ici.

Il est hors de doute que les ulcères de la vessie sont plus communs depuis l'introduction de la maladie vénérienne en Europe ; mais ont-ils un caractère plus fâcheux qu'ils ne l'avaient avant cette époque ? C'est ce que nous ne pouvons croire, car nous trouvons dans *Hippocrate* et dans *Celse* (*voyez* le paragraphe précédent) des passages qui prouvent que ces ulcères étaient alors à cet égard ce qu'ils sont à présent.

Les signes qui indiquent que la vessie enflammée devient le siége de la suppuration, et, par suite, d'un ulcère, sont : 1° la sortie d'un pus visqueux, tenace, fétide, mêlé de flocons muqueux, et quelquefois de stries sanguines ; pus qui se dépose au fond du vase : 2° l'augmentation des douleurs vers le matin ; ce qu'on doit attribuer à ce que l'urine est plus âcre à cette époque du jour, à moins que les souffrances du malade n'aient déjà provoqué pendant la nuit la sortie de ce liquide.

Les signes que *Wintringham* (1) indique pour

(1) De morbis quibusdam commentarii ; Londini, 1783, n° 318.

distinguer le pus qui vient des reins de celui que fournit la vessie, m'ont toujours paru de la plus grande justesse ; les voici : « Le produit de la sup-« puration des reins est parfaitement semblable au « véritable pus, tandis que la matière qui provient « de la vessie est visqueuse et très-pesante. »

J'ai trouvé en outre que le pus des reins se mêle plus facilement avec l'urine. Si l'on voulait cher-cher une explication théorique de ce fait, on pour-rait la trouver dans la grande quantité de mucus qui doit baigner habituellement les parois de la vessie pour que cet organe supporte pendant plu-sieurs heures le séjour de l'urine.

Les ulcères de la vessie se distinguent du ca-tarrhe, au moins dans la première période de ce-lui-ci, par les accidens inflammatoires qui les pré-cèdent, par la douleur vive et continue qui les accompagne, et par le pus qui coule avec les urines.

On ne peut confondre ces ulcères avec la blen-norragie, parce que le pus qui en résulte ne sort qu'avec les urines (excepté dans le cas où d'anciens ulcères sont liés à une rétention de ce liquide). On les distingue encore de cette maladie par la grande quantité et la qualité de la matière excrétée.

L'absence du pus suffit pour établir le diagnostic entre l'ulcère et le calcul de la vessie.

Les ulcères idiopathiques se distinguent difficile-lement de ceux qui sont le résultat de la présence d'un calcul, lorsqu'on ne connaît pas les circonstances qui ont précédé la maladie. En effet, puisque la suppuration ne suffit pas au moment où elle s'établit pour reconnaître si la maladie est due à une violence extérieure ou à l'inflammation, la difficulté sera bien plus grande lorsqu'on n'aura sous les yeux qu'un pus mêlé d'urine. C'est ici que les affections précédentes, telles que la goutte, l'inflammation, etc., peuvent seules éclairer le diagnostic.

Quelquefois les reins étant le siége d'ulcères atoniques, le pus qui en découle détermine en passant dans la vessie des douleurs très-fortes, qui peuvent en imposer facilement sur leur cause, et faire croire à l'existence d'ulcères dans cette cavité : la mort seule vient alors dévoiler cette erreur. *Oberteuffer* (1) et *Mieg* en rapportent des exemples remarquables.

23. Le pronostic est toujours grave, quoique incertain dans la plupart des cas, parce qu'on ne peut reconnaître la grandeur, la circonférence, la profondeur et le nombre des ulcères. Combien de fois n'a-t-on pas vu une petite ulcération ronger en fort peu de temps toute l'épaisseur des parois de la vessie, et causer promptement la mort ! tandis que d'autres très-étendues, telles que celles qui sont produites par les calculs, peuvent subsister pendant des années entières. Il existe, comme l'on sait, une foule d'exemples qui prouvent que ces dernières guérissent souvent sans les secours de l'art, une fois que la pierre a été retirée de la vessie.

(1) Musée de l'art de guérir, par la Société Helvétique, n°s 25 et 47.

24. Les ulcères simples doivent être traités comme l'inflammation même qui y a donné lieu (*Voy.* 8), attendu que leur surface et leurs bords en conservent le plus souvent des traces. Cependant, comme la violence de la phlegmasie est ordinairement apaisée, on peut calmer les douleurs et les mouvemens spasmodiques par l'emploi des préparations légèrement narcotiques. On fait boire régulièrement au malade un mélange d'eau de chaux et de lait; *Dehaen* (1), *Girardi* (2), *Gesner*, et plusieurs grands médecins, recommandent l'*uva-ursi*. *Barthez* vante beaucoup l'infusion de *virga aurea.*

Nous empruntons à *Rob Whytt* (3) le fait intéressant que l'on va lire. « Un octogénaire qui, après avoir été long-temps affecté d'hématurie, le fut consécutivement d'un ulcère vésical, calmait et suspendait même les douleurs occasionnées par cette dernière maladie, en prenant abondamment d'une boisson composée de lait, de gomme arabique, de thé et d'eau, ou bien du bouillon de bœuf à une température beaucoup plus élevée que celle du corps. »

Comme l'effet de ces liquides chauds était toujours immédiat, *Whytt* pense qu'ils n'agissaient que sur les nerfs de l'estomac.

J'ai dit que l'impossibilité de détourner des ulcères l'urine très-âcre des vieillards rendait la gué-

(1) Ratio medendi, tom. II, III, V, IX, X.
(2) De uva-ursi; Patav., 1764.
(3) On nervous disorders; Edimburg, 1765, page 483.

rison de ceux-ci très-difficile ; cette remarque nous offrira quelques indications pour le traitement.

Le malade se trouve-t-il dans un état de faiblesse, d'accablement physique, on aura recours à des pilules composées de térébenthine, de gomme arabique et de jus de réglisse. La térébenthine communique à l'urine une odeur de violette. *Vulpius* se servit avec succès de ce moyen dans le cas dont nous parlons.

On peut aussi faire usage du baume de copahu, et même de l'écorce de Pérou. Il est bon de faire dans la vessie des injections douces huileuses avec ou sans le secours d'une algalie. *Lentin* recommande à ce sujet une légère dissolution de colle de poisson et de myrrhe.

Il est très-essentiel ici que le ventre soit tenu libre ; mais en employant, pour remplir ce but, l'huile de ricin, la manne et les lavemens huileux, on s'abstiendra avec soin des purgatifs âcres et salins. Un régime sévère devra accompagner ce traitement : on ne permettra au malade que le fruit cuit, des raisins bien mûrs, des boissons mucilagineuses, une viande tendre, légère, provenant d'un animal jeune, à peine un peu de gibier frais. Cependant chez les hommes habitués à une nourriture abondante et recherchée, la diète doit être moins rigoureuse, et l'on ne diminue que peu à peu la quantité des alimens.

Le célèbre *Franck* observa, *chez un jeune homme,*

un ulcère de la vessie qui adhérait au rectum et guérit spontanément.

Vulpius guérit, au rapport de *Schmidt*, une maladie semblable par l'eau de Spa.

Lorsque le malade est d'une constitution arthritique, on emploie encore les moyens conseillés contre la goutte, et on lui recommande d'éviter avec soin les passions violentes, les boissons âcres, les viandes noires et le refroidissement.

Si, malgré les moyens que nous avons indiqués, l'ulcère perfore la vessie, la mort est, dans la plupart des cas, inévitable, quoi qu'en ait dit *Roonhuysen* (1), qui croyait que les perforations de la vessie étaient susceptibles de guérison lorsqu'elles étaient dues à des causes internes, mais qu'elles étaient incurables lorsqu'elles avaient été produites par un corps extérieur quelconque (voy. 24).

Les vieillards se décident rarement à subir l'opération, qui consiste à inciser la vessie par le périnée pour guérir les ulcères de cet organe, opération que j'ai vu réussir, et dont *Cor. Aug. Plessius* (2) et *Ucelli* (3) rapportent d'heureux exemples.

(1) Genees-en Heel konstige anmerkingen ; Amst., 1663.

(2) Historia proprii morbi abcessus nempe vesicæ urinariæ, incisione vesicæ felici eventu sanati; 1651.

(3) Bibliothèque italienne de médecine et de chirurgie.

CHAPITRE IV.

Spasme de la vessie.

25. Le spasme est une des maladies qui attaquent le plus fréquemment la vessie. Non-seulement la contraction violente qui le caractérise est très-douloureuse, mais il peut encore donner lieu, dans un temps très-court, aux plus funestes accidens par l'obstacle qu'il oppose à l'introduction de l'urine dans l'organe qui lui sert de réservoir. La vessie constituant un sac musculeux, il est facile de comprendre qu'un spasme plus ou moins marqué accompagnera chacune de ces maladies. C'est ainsi que la cystite, les calculs, le catarrhe vésical, et même une blennorragie, peuvent en être compliqués.

Le spasme de la vessie peut se montrer périodiquement; il est quelquefois symptomatique des ulcères de cet organe, et même des maladies organiques du rectum, ainsi que de la plupart des affections des reins qui déversent dans la poche urinaire du sang, du pus ou des calculs.

Mais nous ne devons nous occuper ici que du spasme idiopathique de la vessie, qui est en quelque façon une maladie propre à la vieillesse.

Hoffmann rapporte l'histoire d'un homme de

quarante ans qui succomba à la suite d'attaques nombreuses et violentes de cette affection, et chez lequel on trouva la vessie très-saine, à l'exception de l'épaississement et de la dilatation de ses vaisseaux par une grande quantité de sang. Il parle aussi d'un vieillard de soixante ans qu'il guérit en six jours des mêmes accidens, par la saignée et les boissons rafraîchissantes. Un ecclésiastique, âgé de plus de soixante ans, éprouve un spasme intense de la vessie à la suite d'une longue prédication; l'inflammation et la suppuration de l'organe se déclarent, et le malade succombe fort peu de temps après. Un savant, du même âge, mourut aussi après avoir été pendant trois années en proie à cette douloureuse maladie.

26. Le malade éprouve dans la vessie une douleur aiguë, accompagnée d'un sentiment de constriction. Cette douleur se porte vers l'urètre, et communique au gland un prurit qui donne lieu à des érections fort incommodes. La sortie de l'urine est alors impossible, malgré le plus pressant besoin. Les uretères, fortement distendus par ce liquide, sont le siége de douleurs qui se propagent aux reins, aux lombes, aux testicules et jusqu'aux cuisses. La vessie, contractée et semblable à une balle très-dure, tiraille le rectum, le sollicite à des efforts de défécation, et produit un météorisme considérable par l'obstacle qu'elle oppose à la sortie des flatuosités. Ces phénomènes sont accompagnés

d'un malaise général, d'agitation, d'inquiétude, d'une sueur froide sur tout le corps. Si le spasme dure plusieurs heures, il donne lieu chez les vieillards à la chute du rectum; les extrémités se refroidissent, le malade tombe en syncope, ou dans une sorte de désespoir; des convulsions surviennent, et la mort termine bientôt ses souffrances.

D'autres fois l'urine qui se trouve accumulée dans les uretères est pompée par les vaisseaux absorbans du bassin et des lombes, et reportée dans le torrent de la circulation, d'où elle sort bientôt par un autre émonctoire. Il survient alors divers phénomènes, suivant l'organe qui est chargé d'en débarrasser l'économie. Si cette urine est exhalée par les vaisseaux des poumons, l'haleine a l'odeur de ce liquide; il en est de même de la transpiration lorsque ce dernier est exsudé par la peau. Le tube intestinal remplit-il cette fonction, on observe des rapports urineux, des vomissemens et la diarrhée. L'urine se porte-t-elle vers la tête, il en résulte de la salivation une céphalalgie intense, des vertiges, et quelquefois l'apoplexie; phénomènes à la suite desquels on observe assez communément un typhus mortel.

Diagnostic de la cystite et du spasme vésical.

27. La remarque suivante, comprise dans le programme de la question proposée au concours,

savoir, Que les symptômes de la cystite et du spasme vésical ont beaucoup d'analogie; cette remarque, dis-je, est si vraie, que les meilleurs auteurs, les séméiologistes les plus habiles, n'ont pu nous tracer d'une manière bien précise le tableau distinctif de ces deux maladies.

C'est ainsi qu'*Hoffmann* rapporte comme exemples de cystite quatre observations qu'il reproduit plus tard, jointes à plusieurs autres, sous le titre commun de spasme de la vessie. De ces observations, deux seulement, la quatrième et la cinquième, me paraissent se rapporter à la cystite.

Bien que le retour du spasme vésical produise souvent la cystite, et que celle-ci puisse à son tour donner lieu au spasme, on distinguera cependant assez bien ces deux maladies par les caractères suivans :

1° La vessie est-elle distendue au point de former au-devant du pubis une tumeur ovale, douloureuse ; cette distension est-elle accompagnée de fièvre, il ne reste aucun doute sur l'existence de la cystite.

2° Une différence très-digne d'attention, mais qu'on ne peut pas toujours apprécier facilement au lit du malade, c'est que dans le spasme, la vessie, ainsi que tous les muscles creux, est affectée en totalité dès le début de la maladie, tandis que son inflammation est le plus souvent partielle, et ne s'étend au reste de l'organe qu'après plusieurs jours, plusieurs mois et même des années entières.

3º L'inflammation ne produit pas seule, comme le spasme, la contraction de la vessie ; ceci rentre dans la loi de pathologie qui veut qu'un muscle enflammé se contracte avec peine, même sous l'empire de la volonté ; ainsi nous voyons l'intestin enflammé se distendre, s'épaissir, au lieu de diminuer de volume comme dans le spasme ; et certes les exemples d'entérite ne manquent pas pour venir à l'appui de ce que j'avance.

4º La pression sur l'hypogastre, sur le périnée, et sur la paroi recto-vésicale, augmente excessivement les douleurs dans la cystite ; rien de semblable ne s'observe dans le spasme.

5º *Richter* regarde comme un signe certain de l'inflammation l'augmentation de la douleur au moment où l'urine s'écoule.

6º La durée des douleurs, leur continuité ou leur périodicité, font encore distinguer ces deux affections. La douleur est-elle continue et progressive, c'est-à-dire augmentant sans présenter d'intermission remarquable, on peut conclure à l'inflammation ; si, en échange, elle offre des intermissions de quelques minutes, et même de quelques heures, on peut sans balancer dire qu'il y a spasme. *Hoffmann* explique très-ingénieusement la continuité et la périodicité d'après le système adopté de son temps.

7° La nature même de la douleur sert à distinguer la cystite du spasme. Dans la première, elle est brûlante, pulsative, lancinante ; dans la seconde, elle est oppressive, tiraillante, et semblable à celle de l'accouchement.

8° La constitution du malade jette ici un grand jour sur le diagnostic : est-il robuste, sanguin, plutôt gras que maigre, et sujet aux inflammations ; est-il habitué à quelque évacuation sanguine qui aura été suspendue, il est clair qu'il y a inflammation. Mais si le malade est faible, s'il a été sujet pendant sa vie à des coliques et à des spasmes, on ne peut douter que la vessie ne soit affectée de cette dernière maladie.

9° Lorsqu'un homme a atteint la vieillesse sans avoir éprouvé d'accidens spasmodiques, il n'est pas présumable qu'il en soit tout-à-coup attaqué ; l'on se trompera rarement en attribuant à l'inflammation les accidens qui se déclarent du côté de la vessie chez des sujets qui ont toujours joui d'une excellente santé.

10° Le malade était-il sujet à l'hématurie, il est probable qu'on a à traiter un spasme vésical, car il est reconnu que la vessie qui supporte, sans éprouver d'accidens spasmodiques, une urine âcre, ne peut souffrir de même la présence d'un sang qui paraît cependant très-doux.

11° Si le malade éprouve plusieurs fois les

accidens qu'on observe, il est presque sûr qu'ils sont dus au spasme ; l'inflammation de la vessie est une affection trop dangereuse pour se montrer souvent chez le même individu.

12° Dans la cystite, le pouls est dur, plein, tendu, fébrile ; dans le spasme, il n'indique pas de fièvre, mais il est serré. Un médecin exercé distingue assez bien les deux maladies d'après ce symptôme.

13° Les causes déterminantes sont encore nécessaires pour établir le diagnostic. Si leur action se porte plutôt sur le système nerveux que sur le sanguin, on doit présumer que la maladie est spasmodique ; le contraire a nécessairement lieu lorsque ces causes agissent sur le système sanguin. Il est inutile de dire qu'une lésion produite par un corps extérieur rend le diagnostic très-facile.

14° Enfin, les perforations de la vessie, abstraction faite de celles que produisent les calculs, sont rarement suivies d'inflammation franche et aiguë de cet organe chez les vieillards, tandis que le spasme est ici très-commun ; aussi, dans un cas semblable devrait-on plutôt s'attendre à cette dernière affection qu'à la première. Si tous ces signes diagnostiques ne se présentent pas toujours comme nous venons de les exposer, soit sous le rapport de leur nombre, soit sous celui de leur siége, la plupart d'entre eux s'observent cependant dans la majorité des cas.

28. Chez les hommes âgés la cystite et le spasme

vésical se distinguent des accidens occasionnés par les calculs :

1° En ce que l'apparition de ces derniers n'occasionne aucune douleur. En effet, outre qu'il est des cas où l'on trouve après la mort des calculs qu'on n'avait pas même soupçonnés pendant la vie (et j'en ai vu moi-même deux exemples), on reconnaît ordinairement leur présence avant qu'ils déterminent des accidens semblables à ceux qu'on observe dans la cystite et le spasme vésical.

2° Le pays qu'habite le malade lève quelquefois la difficulté du diagnostic : c'est ainsi que dans le Hanovre, et dans quelques provinces des bords du Rhin, où la pierre est une maladie inconnue, on ne soupçonnerait même pas son existence.

3° L'absence des signes caractéristiques des calculs suffit presque pour rejeter leur existence, dans les cas où des accidens se manifestent vers la vessie.

4° L'inflammation due aux calculs est très-lente, tandis que la cystite aiguë et le spasme acquièrent en peu de temps une intensité remarquable.

5° La violence de la douleur éclaire beaucoup ici le diagnostic ; il est rare que ce symptôme existe avec continuité quand il est dû à la présence des calculs.

6° L'inflammation et le spasme ne diminuent dans une certaine position du corps que lorsque ces maladies sont symptomatiques d'une affection calculeuse.

7° Chez les hommes âgés, du moment où l'on a trouvé d'autres causes que les calculs, il est inutile d'arrêter sa pensée sur ces derniers. Il arrive rarement qu'un médecin expérimenté méconnaisse ici la cause réelle de la maladie.

8° Un grand nombre de praticiens, tels que *Riverius* (1), *Thoner* (2), *Laurent* (3), *Pechlin* (4), *Blakrie* (5), ont regardé les graviers et le sable qu'on rencontre chez des sujets arthritiques comme un signe de la non-existence de la pierre. Quant à moi, je suis parfaitement convaincu, par ma propre expérience, que chez ces sujets-là il peut sortir des graviers avec l'urine, la vessie et les reins étant parfaitement sains, et sans qu'on puisse même soupçonner des calculs.

29. Les causes du spasme vésical, abstraction faite des calculs et de la cystite, sont : l'hématurie, les tumeurs variqueuses de la vessie, une urine chargée de sels, l'usage d'alimens âcres, de boissons excitantes et fermentées, les ulcères de la vessie, la vie sédentaire, le refroidissement, la bonne chère, l'ex-

(1) Obs. méd.; 1646.

(2) Epist., lib. vi.

(3) Exercitationes in nonnullos minus absolute veros Hippocrates aphorismos; Hamb., 1653.

(4) Obs. physico-medicæ; Hamb., 1691.

(5) Disquisition on medicines that dissolve the stone; Lond., 1771.

cès dans les boissons, la peur, l'inquiétude, la colère, l'usage des cantharides à l'intérieur ou en vésicatoire, le coït immodéré, mais le plus souvent le
transport de la goutte sur la vessie.

Le spasme de cet organe, produit par le pus qui
vient des reins, par des maladies du canal intestinal, ou par des efforts, ne me paraît pas devoir
trouver place ici, non plus que celui qui survient
à la suite d'une blessure.

Il est aisé de comprendre que des ascarides venant à passer des intestins dans la vessie peuvent
déterminer la maladie qui nous occupe; mais un
fait remarquable, et que j'ai vu ainsi que *Panzani* (1)
et *Acrell*, c'est que ces vers sortent quelquefois par
l'urètre. *M. Pinel* a observé un spasme vésical à la
suite d'une lésion du corps thyroïde.

3o. Le véritable spasme vésical n'est pas, à beaucoup près, aussi dangereux que la cystite. Il est peu
de personnes qui n'aient légèrement éprouvé celui-
là, soit après avoir long-temps retenu leurs urines,
soit pendant l'action d'un laxatif tel que la crême de
tartre, soit encore pendant une diarrhée, ou bien
après avoir conservé long-temps la position assise.
D'où proviennent en effet les sentimens de pression,

(1) Giornale della medicina; Venet., 1786, tom. II. Cet auteur donne
au cas dont il est question le nom de *cystalgie elmintique*.

Bremer dit que ce sont des strongles (vers lombricaux), et non des
ascarides, qui sortent par l'urètre. *Voy.* son excellent ouvrage sur les
vers, page 170.

de tension , de picotement que nous ressentons
dans ces circonstances, si ce n'est des contractions
spasmodiques de la tunique musculaire de la vessie?
Aussi voyons-nous ces accidens, qui ne sont dus à
aucune affection extraordinaire, cesser en peu de
temps, et ne laisser aucune trace de leur existence,
pourvu que les malades évitent avec soin les choses
excitantes; ce qui est malheureusement assez rare.

Si le spasme de la vessie ne disparaît pas, au
moins jusqu'à un certain point, il peut devenir
mortel.

Lorsque cette maladie a duré long-temps, ou
lorsqu'elle a récidivé plusieurs fois, elle peut se
transformer, surtout chez les vieillards, en paralysie de la vessie.

31. Le traitement du spasme vésical chez les
hommes âgés et d'une constitution arthritique, se
compose en grande partie des moyens que nous
avons indiqués pour combattre la cystite; d'autant
que cette dernière est toujours accompagnée d'un
spasme plus ou moins prononcé.

Il est inutile de répéter qu'il faudrait rappeler la
goutte dans les membres, si elle avait été déplacée.
Clerk (1) conseille, pour atteindre ce but, les vésicatoires aux jambes; il pense que la strangurie
causée par la goutte cède à ce moyen, qui dans
tout autre cas la détermine si facilement. *Adolphe*

______

(1) Essays and observations physical and litterary, vol. III, p. 445.

Murray (1) a vu l'application d'un moxa sur le sacrum emporter sur-le-champ la maladie.

L'ouvrage de *H.-R. Smidt* intitulé *Commentarius de nervis lumbalibus*, nous fournit plusieurs exemples de l'efficacité de la cautérisation dans le traitement des affections arthritiques. Cet auteur rapporte un cas d'atrophie goutteuse, contre laquelle tous les moyens ayant été inutiles, la maladie abandonna son premier siége, qui était le pied, et se porta au genou six jours après l'application du fer rouge sur la région lombaire : le malade guérit parfaitement.

C'est surtout ici qu'il conviendrait d'appliquer sur l'hypogastre et le périnée les fomentations et les cataplasmes émolliens, faits avec la farine de graine de lin, la décoction de tête de pavot, de jusquiame, etc. On peut recouvrir les mêmes points de petits sachets renfermant de la menthe poivrée, de la sauge, des fleurs de sureau. Il faut encore faire sur cette région des frictions avec le liniment volatil camphré et opiacé, ou même avec l'onguent napolitain, sans qu'il y ait lieu de soupçonner une affection syphilitique; ce dernier agit ici comme antispasmodique. *Simmon* et *Fowler* vantent l'infusion de tabac dans les affections de la vessie chez les vieillards. Les lavemens émolliens d'huile sont encore plus indiqués ici que dans

____

(1) Diss. de paracentesi cystidis urinariæ; Upsal, 1771.

la cystite. Il est souvent très-avantageux d'y ajouter trois à six grains d'extrait aqueux d'opium.

Vendt guérit un homme de soixante-douze ans d'un violent spasme vésical avec le suc du mésem-bryenthenum cristallinum recommandé par *Lieb.* Dans un cas désespéré ce moyen produisit une guérison presque subite.

On donne à l'intérieur l'opium seul, ou avec le calomel, et une grande quantité de boissons chaudes, mucilagineuses, douces. *Cline* (1) et *Thomas* (2) font beaucoup d'éloges de la teinture de muriate de fer, préparée d'après la nouvelle pharmacopée de Londres. On en prescrit dix gouttes d'heure en heure jusqu'à ce qu'elle produise son effet.

Le malade est-il pléthorique, ses hémorragies habituelles sont-elles supprimées, ou des tumeurs hémorroïdales viennent-elles à se développer, il faut ouvrir la veine et appliquer des sangsues au périnée et à l'anus.

Lorsque le spasme est la suite d'un refroidissement, des frictions faites à la partie interne des cuisses avec l'huile d'amandes saturée de camphre, ou avec le baume opodeldoch, sont indiquées. S'il restait après le traitement une rétention d'urine, on la combattrait par les préparations d'uva-ursi, de quinquina, et d'autres substances toniques.

(1) Medical records and researches selected from the papers of a private medical association, 1798, vol. VI.
(2) The modern practice of physick; London, 1802.

5.

Un moine ayant été affecté pendant long-temps d'une dysurie, accompagnée de douleurs intenses dans la vessie, en fut délivré tout-à-coup par une inflammation aiguë du pied et de la partie inférieure de la jambe. Cette observation, rapportée par *Ucelli*, prouve quel secours on peut attendre des dérivatifs, pour détourner de la vessie les spasmes les plus violens.

Lorsque la maladie est tout-à-fait supprimée, on cherche à en prévenir la récidive en insistant sur la continuation des moyens hygiéniques, tels qu'un exercice régulier, et une grande modération dans tout ce qui tend à augmenter la susceptibilité nerveuse, et surtout dans les travaux de cabinet et les plaisirs de l'amour. Enfin chez quelques sujets très-irritables, il est avantageux de seconder l'effet de ces moyens par l'emploi de quelques substances antispasmodiques.

CHAPITRE V.

Paralysie de la vessie.

32. Le tableau de la paralysie de la vessie forme un contraste frappant avec celui du spasme de ce même organe; et l'on peut dire que ces deux maladies sont l'opposé l'une de l'autre. En effet, si la vessie affectée de spasme se refuse puissamment à toute espèce de dilatation, lorsqu'elle est paralysée elle se laisse distendre comme un sac inerte, et cette distention, qui dans le premier cas fait éprouver des souffrances atroces, est à peine sensible dans le second.

La cystite et le spasme vésical surviennent tout-à-coup, tandis que la paralysie de la vessie se déclare lentement dans la vieillesse.

Zuber (1) distingue dans la maladie dont nous parlons, la paralysie du col, de la paralysie du corps de la vessie; et cette distinction est importante, car la seconde étant accompagnée du spasme du col, il en résulte une rétention d'urine, tandis que la paralysie de celui-ci donne lieu à l'incontinence du même liquide.

33. Le raisonnement et l'expérience s'accordent à prouver que la paralysie de la vessie est généralement une maladie propre à la vieillesse. Avec l'âge en effet, l'irritabilité de l'organisme diminue, les

(1) Diss. de morbis vesicæ.

enveloppes musculaires perdent surtout cette propriété, la sensibilité nerveuse s'émousse, toutes les
membranes deviennent roides et sèches. « La paralysie de la vessie, dit *Lentin*, est alors annoncée par
la faiblesse de la région sacrée, par une marche
incertaine, chancelante, et par la flexion légère et
habituelle des genoux pendant la station. » On peut
présumer dès lors que les nerfs qui, des régions lombaire et sacrée, se rendent à la vessie, sont dans
un état pathologique. Peu à peu les forces vitales
abandonnent les enveloppes musculaires, les vaisseaux, les nerfs et le tissu cellulaire de la vessie ;
une espèce de torpeur s'empare de ces parties, et
les empêche d'obéir à la volonté comme dans la
jeunesse. Dès ce moment la vessie, insensible au
stimulus de l'urine, ne joue plus, à l'égard de ce
liquide, que le rôle d'un sac inorganique, et se
laisse distendre énormément par lui. *Haller* trouva,
chez un ivrogne, la vessie tellement dilatée, qu'elle
pouvait contenir vingt livres d'eau. *Frank* (1) a
rencontré une vessie semblable, qui simulait une
hydropisie ascite ; il évacua douze livres d'urine
d'une seule fois, au moyen du cathéter, sans cependant donner issue à toute celle qui se trouvait
dans l'organe. On cite, dans la Gazette littéraire
d'Iéna, un cas d'apoplexie nerveuse qui commença
par la paralysie de la vessie.

(1) Oratio de signis morborum ex corporis situ, partiumque positione
petendis; Ticini, 1788.

Chez un sujet mort de cette dernière maladie, on trouva les reins pâles et ramollis; dans une autre circonstance ces organes étaient durs, compactes, fortement colorés, et les fibres musculaires de la vessie étaient épaissies, dures et très-rouges.

Chez un quatrième sujet, l'ouverture interne du col de la vessie, au lieu de présenter une forme ronde, était convertie en une fente longue d'un pouce et demi garnie de bourrelets à son pourtour.

Je dois parler ici du beau dessin de *W. Hunter* [1], représentant une vessie qui s'étendait jusqu'à l'appendice xiphoïde du sternum; il rend très-bien la situation et les rapports de cet organe monstrueux. La distension extraordinaire de la vessie peut exister, selon *Baillie* [2], soit que la membrane musculaire conserve encore ses propriétés actives, soit qu'elle les ait perdues : cet auteur ajoute qu'après la mort ces deux cas ne peuvent être distingués, mais qu'un examen attentif des symptômes peut les faire reconnaître pendant la vie.

Quelquefois chez les vieillards la vessie paralysée et distendue est le siége de douleurs très-vives, ce qui prouve que si l'irritabilité de l'organe est abolie, sa sensibilité existe encore, et s'éloigne même de son type naturel [3].

[1] Anatomia uteri gravidi, tab. **xxvi**.

[2] Anatomie patholog., chap. **xiv**.

[3] M. *Richerand* s'exprime ainsi à ce sujet : « Les paralysies spontanées de la vessie, affection commune chez les personnes d'un âge

Si, le col de la vessie et l'urètre étant sains, la faiblesse du corps seul de l'organe empêche que celui-ci ne se vide entièrement, la rétention de l'urine peut exister pendant plusieurs mois sans occasionner d'accidens, et l'on s'en aperçoit d'autant moins dans le commencement, que le malade rend tous les jours une certaine quantité du liquide qui s'accumule dans la vessie.

Les malades affectés d'une paralysie grave de la vessie éprouvent le sentiment désagréable d'un besoin qu'ils ne peuvent satisfaire, sentiment qui se change bientôt en malaise, en inquiétude et en angoisse. Ils ressentent de la tension, de l'oppression et de la pesanteur dans la vessie, et font de vains efforts pour en être délivrés; l'organe ne peut obéir à leur volonté. Si l'on ne vient promptement à leur secours, on voit se déclarer les mêmes accidens que nous avons observés dans le spasme vésical lorsque l'ouverture des uretères est oblitérée; ainsi les malades éprouvent de l'angoisse, du malaise, un brisement général; ils sont abattus : une sueur froide couvre leur corps, des douleurs violentes se font sentir dans les intestins, etc.

La paralysie générale de la vessie peut se changer en paralysie spéciale de son col, et l'on observe alors une incontinence involontaire de l'urine.

avancé, et qu'annoncent les douleurs causées par l'urine accumulée, prouvent que l'irritabilité peut être complétement éteinte, tandis que la sensibilité subsiste encore. » *Mém. de la Soc. méd. d'Emul.* 1801.

Cette maladie peut être compliquée d'inflamma-tion, surtout lorsque auparavant la vessie avait été le siége de quelques symptômes morbides; dans ces cas, on voit quelquefois la rupture de cet organe, comme *Plouquet* (1) en rapporte des exemples, aux-quels on peut ajouter celui du célèbre *Tycho de Brahé* (2). Les symptômes de l'inflammation et de la rupture de la vessie varient suivant les points de celle-ci qui en sont le siége.

34. Il n'est généralement pas difficile de distin-guer chez les vieillards la véritable paralysie de la vessie des autres accidens qui peuvent atteindre cet organe. Le malade sait depuis combien de temps il n'a pas uriné, la quantité de boisson qu'il a prise; il sent parfaitement que sa vessie se remplit, il fait des efforts inutiles pour la vider; il n'éprouve, du moins au commencement, aucune douleur fixe, mais seulement un malaise avec des sueurs froides. Il ne s'agit point ici des cas dont nous avons déjà parlé, dans lesquels une inflammation ou un ulcère du col de la vessie déterminent un étranglement de celle-ci, et où, par conséquent, la paralysie doulou-reuse n'est qu'un symptôme de la maladie prin-cipale.

La dilatation de la vessie est-elle considérable, on sent de la fluctuation à travers le rectum, et sou-

(1) Initia Bibliothecæ med. pract.

(2) Petri *Gassendi* Tychonis Brahei vita; Paris, 1654, in-4°, p. 206.

vent même à la région hypogastrique; cette fluctuation est surtout appréciable lorsqu'on exerce des pressions alternatives d'un côté, avec le doigt placé dans l'intestin, et de l'autre, avec la main placée à la région sus-pubienne. La tumeur formée par la vessie est quelquefois dure, semblable à un corps solide.

35. On ne peut confondre la maladie dont nous nous occupons avec une affection calculeuse, quoique l'oblitération de l'urètre, par un calcul qui s'y est engagé, détermine la paralysie de la vessie. Dans ce cas, cette dernière est accompagnée d'une violente douleur. Il est rare qu'un calcul irrite assez peu la vessie pour qu'elle se laisse distendre comme dans la paralysie. Ainsi l'absence d'une douleur vive et la distension de la vessie, établissent une distinction assez marquée entre ces deux maladies.

36. La cause prédisposante de la paralysie de la vessie se trouve, comme nous l'avons dit, dans la diminution de l'irritabilité générale de l'économie chez les vieillards, et dans l'habitude de retenir trop long-temps les urines, surtout lorsqu'elle est jointe à celle des boissons fortes. Une distension excessive fait perdre aux fibres musculaires de la vessie la faculté de se contracter et d'expulser l'urine; car il est inutile de répéter que tout muscle trop long-temps ou trop violemment exercé, perd enfin la contractilité qui lui est propre.

Les causes occasionnelles de la paralysie de la vessie sont : le refroidissement des pieds, l'équitation trop prolongée, un long voyage dans une voiture mal suspendue, la chute du rectum, le séjour de matières dures dans cet intestin, la mauvaise habitude de retenir son urine, le catarrhe vésical, les attaques précédentes d'apoplexie, l'étranglement spasmodique ou inflammatoire du col de la vessie, occasionné soit par l'âcreté de l'urine, soit par une affection morale telle que la colère, la peur, etc. Souvent les spasmes intenses et prolongés de la vessie sont suivis de sa paralysie.

37. Une des causes les plus fréquentes de cette maladie, est encore la constitution arthritique; la goutte se porte quelquefois sur l'urètre, d'autres fois sur la prostate ou sur le col de la vessie, et y laisse, après les avoir quittées, une faiblesse portée quelquefois jusqu'à la paralysie.

Je crois que les ossifications, qu'il n'est pas rare de rencontrer chez les vieillards sur les vertèbres lombaires et sacrées et autour des nerfs qui sortent de celles-ci pour se rendre à la vessie, peuvent être rangées parmi les causes de la paralysie de cet organe.

38. Les causes éloignées de cette affection sont trop fréquemment la masturbation dans la jeunesse, et l'abus des plaisirs vénériens, plaisirs qui épuisent le corps et affaiblissent par conséquent la vessie, surtout chez les hommes qui vivent au milieu des jouissances nombreuses que procure la fortune.

Quant aux causes de la paralysie telles que les violences extérieures, la commotion et la compression de la moelle épinière, je ne pense pas qu'elles appartiennent à mon sujet.

39. Le traitement de la paralysie de la ve sie varie suivant le degré et les circonstances de la maladie.

Le premier moyen qu'on emploie généralement et que je considère comme le meilleur, est l'introduction dans la vessie d'un cathéter exécuté d'après les dessins de *Siebold* (1) et de plusieurs autres chirurgiens. Cet instrument, bien confectionné par un habile ouvrier, est d'un prompt secours dans le cas où la maladie tient à la faiblesse de l'organe, dans celui où elle n'est pas continue, et lorsqu'elle n'est compliquée d'aucune affection de la prostate ou du col de la vessie, en d'autres termes, quand les voies excrétoires de l'urine sont libres et faciles à dilater.

On peut joindre à l'introduction de la sonde une légère compression sur l'hypogastre ; ce moyen suffit à *Forestus* (2) pour guérir une paralysie de la vessie, occasionnée par une longue course en voiture. *Trye* (3) a proposé de retirer l'urine de son réservoir avec une seringue dont il donne le dessin.

(1) Journal de Chirurgie ; Nuremberg, 1792 ; tab. VI.
Brambilla. Instrumentarium chirurgicum militare ; Vindob., 1782.
Bell. Principes de chirurgie, 2ᵉ partie, planch. XII, fig. 12.
(2) Observationes chirurgicæ ; Leid., 1590.
(3) Remarks on morbid retentions of urine ; Glocester, 1781.

Lorsqu'on est parvenu à vider entièrement la vessie, on recommande expressément de ne pas permettre que l'urine s'y accumule de nouveau, mais de lui donner issue dès que le malade en ressentira le premier besoin. On avertit celui-ci de la nécessité d'une évacuation complète. Si la vessie est à peu près insensible, on y laisse à demeure une sonde qu'on a soin d'ouvrir lorsque l'organe est médiocrement distendu. *Desault* dit que « ces alternatives d'extension légère et de relâchement produisent sur la vessie l'effet d'un exercice modéré sur les autres parties du corps. » La propreté et la facilité de boucher la sonde font également rejeter le conseil de laisser cette dernière constamment ouverte, pratique qui peut encore donner lieu à l'inflammation du point de la vessie, qui dans l'état de vacuité de cet organe, serait nécessairement dans un contact habituel avec le bec de l'instrument. Tous les six jours on place une nouvelle sonde. Je préférerais cependant chez les vieillards, lorsque la paralysie fait des progrès, ou qu'ayant été long-temps méconnue, sa guérison parfaite est presque impossible, je préférerais, dis-je alors, apprendre au malade à se sonder lui-même plutôt que de laisser une sonde à demeure dans la vessie.

Mais supposons que toute l'habileté du chirurgien n'ait pu parvenir à introduire la sonde (1) : il

(1) *Desault* prétendait que le cathétérisme était possible dans tous les cas. Que n'a-t-il pu ajouter : sans faire de fausses routes !

faudra recourir à tous les moyens capables d'exciter sympathiquement la vessie; on essaiera, entre autres, l'application de la glace sur l'hypogastre, le refroidissement des pieds, etc.

Lentin conseille, pour combattre la paralysie de vessie, de prendre, deux fois par semaine, des bains avec la décoction de pieds de veau ou de mouton, puis de faire des frictions sur tout le trajet de la colonne vertébrale, avec un liniment composé de moelle de bœuf qu'on a laissé refroidir après lui avoir fait subir une ébullition, et à laquelle on ajoute de l'ammoniaque liquide; enfin *Lentin* veut que le malade garde habituellement sur sa peau un gilet de flanelle.

Si l'on pense que la paralysie est occasionnée par un spasme vésical, il faut recourir aux lavemens émolliens et légèrement narcotiques, aux bains chauds, et aux cataplasmes de farine de graine de lin sur le périnée.

Lorsque le col de la vessie est le siége d'une douleur vive, et qu'on ne peut pratiquer le cathétérisme, il faut appliquer au périnée des sangsues ou des ventouses scarifiées.

Si des matières fécales endurcies séjournent dans les intestins et paroissent être la cause de la paralysie, on les fait sortir soit par des lavemens, soit avec un instrument destiné à cet usage. Le rétablissement du rectum à sa place naturelle suffit encore pour guérir la maladie quand elle est due à la chute de cet intestin.

Enfin lorsqu'un obstacle siégeant au col de la vessie ou dans le canal de l'urètre, rend inutiles les efforts musculaires, et qu'une sonde ne peut être introduite dans la vessie, il ne faut pas hésiter à donner issue à l'urine en pratiquant la ponction.

40. Quand on est parvenu à soulager le malade soit par le cathétérisme, soit par la paracentèse, on s'occupe à prévenir le retour du danger en donnant une nouvelle vie aux muscles chargés de l'expulsion de l'urine. Dans ce but, beaucoup de médecins emploient l'arnica ou le camphre joints à un mucilage; ce mélange sert à faire des frictions sur les cuisses; d'autres praticiens donnent le musc, l'ipécacuanha à petites doses, le sirop de térébenthine, de légers diurétiques tels que le genièvre, l'esprit de Mindererus; on a même conseillé les cantharides tant à l'intérieur que sous forme de vésicatoires : ceux-ci se placent sur la région lombaire. Lorsqu'on fait usage de la teinture de cantharides, on la donne par gouttes dans un lait d'amande, ou en pilules préparées avec la gomme et le camphre. Il ne faut pas négliger les frictions au périnée avec le liniment volatil camphré, avec des huiles aromatiques, le baume de vie d'*Hoffmann*, ou même l'onguent mercuriel. On a obtenu de bons effets des cautères sur le sacrum.

Descamps guérit quelques paralysies de la vessie par des injections d'eau froide (1).

Paul d'Égine et quelques modernes ont conseillé des injections astringentes.

Enfin on s'est servi avec succès de l'électricité. Peut-être le galvanisme produirait-il encore plus d'effet.

Bien que tous ces moyens procurent rarement une parfaite guérison chez les vieillards, il ne faut pas cependant se décourager et négliger leur usage, puisqu'ils sont quelquefois suivis d'un succès inespéré. C'est ainsi qu'*Heberden* (2) vit un homme, affecté de rétention d'urine, qui, après n'avoir pu se passer pendant deux ans de la sonde, fut guéri tout-à-coup de son incommodité par le retour des forces dans les parties malades.

Petit de Lyon (3) emporta sur-le-champ la maladie par l'émétique, chez un sujet qui était affecté en même temps d'une fièvre bilieuse et d'un érysipèle.

(1) On sait que *J. L. Petit* guérit un cabaretier à qui il conseilla d'uriner dans sa cave pendant le jour, et de mettre les pieds par terre pendant la nuit, en même temps qu'il tiendrait le vase entre les cuisses et contre le scrotum. *Chir.*, tom. III, page 57.

(2) Commentarii de morborum historia; Francofurti, 1804, cap. CI, pag. 359.

(3) Sur les maladies du cœur; Paris, 1806, page 312.

CHAPITRE VI.

Ponction de la Vessie par le périnée.

41. On a presque abandonné dans ces derniers temps la ponction de la vessie par le périnée. Le célèbre *James Latta* est le premier chirurgien qui ait exécuté cette opération; et il est probable qu'il ne connaissait pas encore l'ouvrage de *Bonn* qui parut en 1793. Voici en peu de mots les raisons qui doivent faire rejeter entièrement cette méthode : 1º le périnée jouit dans l'état de santé, et bien plus encore dans celui de maladie, d'une exquise sensibilité; 2º on risque de blesser des branches artérielles et des filets nerveux considérables; 3º on s'expose à intéresser la prostate, les vésicules séminales, l'urètre et le rectum; 4º dans les cas même où l'opération réussit le mieux elle augmente l'inflammation ou le spasme du col de la vessie, et cette partie exige beaucoup de ménagemens; 5º le malade ne peut après l'opération ni s'asseoir ni se tenir debout; il est contraint de rester couché, à cause de la canule que l'on a laissée dans la plaie. Mais ce qui suffirait pour faire rejeter la ponction par le périnée, lors même qu'elle ne serait pas fréquemment suivie de la mort, c'est qu'elle échoue le plus souvent parce que la vessie se déplace. *Murray* rapporte que, n'ayant pu pénétrer dans cet

organe, il opéra par la région hypogastrique et réussit parfaitement. *Weitbrecht* (1) et *Reid* (2) citent tous deux des observations semblables. *Mery* (3) avoue que l'expérience l'a convaincu de tout le danger de la méthode périnéale. *Theden* a vu succomber plusieurs malades qui y avaient été soumis.

(1) Commercium litterarium Noricum, 1733, pag. 9.

(2) Inquiry into the operation used in obstinate suppression of urine; London, 1778.

(3) Mémoires de l'Académie royale des Sciences, 1751, pag. 290.

CHAPITRE VII.

42. Le doyen de la médecine, le professeur *Bonn* d'Amsterdam, s'est acquis des droits à notre reconnaissance, non-seulement par les travaux dont il a enrichi la chirurgie, mais encore par la comparaison qu'il a établie entre les deux méthodes dont il est question ici. Sans parler des recherches et des méditations que nécessitait cette partie de notre sujet, l'étude prolongée des maladies de la vessie et de l'urètre nous a présenté des circonstances qui paraissent n'avoir attiré jusqu'à ce jour que peu ou point d'attention. Il a paru en outre depuis la publication de l'ouvrage de *Bonn*, en 1793, quelques observations intéressantes qui serviront à établir le point de doctrine que nous allons examiner. Toutefois pour nous renfermer strictement dans la question qui nous a été proposée, nous laisserons entièrement de côté toutes les considérations que pourraient nous fournir les maladies des femmes et des jeunes garçons.

43. Si dans l'examen comparatif des deux méthodes précitées, nous considérons *le danger de blesser un organe voisin*, nous voyons évidemment

que dans la ponction par le rectum on peut intéresser la prostate et les vésicules séminales, tandis
que dans la ponction hypogastrique on ne traverse
que la peau, les muscles, quelques vaisseaux sanguins, mais aucune partie dont la lésion puisse avoir
des conséquences fâcheuses.

La blessure du rectum n'est pas elle-même aussi
insignifiante que plusieurs auteurs paraissent le
croire. Dans les circonstances les plus favorables on
court le risque de voir s'établir à sa suite une fistule, par laquelle les excrémens passent dans la
vessie. Quiconque a été témoin des funestes conséquences que peut avoir cette communication, ne
se décidera à l'établir qu'à la dernière extrémité, et
lorsqu'il sera impossible de donner issue à l'urine
par une route moins dangereuse. Le fait suivant,
rapporté par *Albinus*, peut donner une idée de ces
conséquences :

*Vir nobilis ex ano cum expellebat urinam,
acerbissimo dolore afficiebatur; ut homo alioquin
constantis animi, continere se a jactatione corporis
atque ejaculatione nequiret, et ne testes multos
haberet, solitudinem tunc quæreret* (1).

C'est encore là ferme persuasion des dangers qui
résultent d'une communication entre le rectum et

_____

(ª) Annotationes academicæ, lib. viii, cap. xiii, de emissione
urinæ per anum.

Sanson cite le cas d'une femme chez laquelle l'iléon s'ouvrait dans
la vessie, et qui était en proie à un violent ténesme vésical.

la vessie, qui, en 1793, engagea *Latta* (1) à pénétrer dans celle-ci par le périnée. Il me suffira des trois faits suivans pour prouver que ce que j'avance ici n'est pas une simple induction théorique.

Un malade opéré par le rectum, dont *Bonn* rapporte l'histoire, conserva, pendant les dix années qu'il vécut encore, une fistule par laquelle l'urine pénétrait dans l'intestin; son action sur ce dernier donnait lieu à un violent besoin d'aller à la selle, qui, s'il n'était satisfait sur-le-champ, était suivi d'une défécation involontaire. *Paletta* (2) observa une fistule semblable, que le malade conserva toute sa vie. D'après une troisième observation que nous empruntons à *L. Angeli*, il s'écoula pendant cinq semaines par l'urètre une urine fétide; puis, un abcès s'étant ouvert au-dessus du pubis, il en sortit une grande quantité de ce liquide qui exhalait encore la même odeur; la maladie se termina heureusement. Ce dernier fait est d'autant plus remarquable qu'ici la nature a frayé, pour donner issue à l'urine, le même chemin que l'on pratique dans la ponction hypogastrique; d'où l'on peut conclure que si l'on avait fait cette dernière il ne se serait point formé d'abcès. Cette observation ne peut donc être regardée comme un exemple de succès de la ponction recto-vésicale.

(1) A practical system of surgery; Edinb., 1795, vol. II, chap. 1.

(2) Giornale di Venezia.

Il n'est malheureusement pas en notre pouvoir de boucher ces fistules, encore moins de les fermer et d'obtenir leur guérison. Et si celle-ci nous est refusée dans un âge où la vie jouit de toute son activité (ce qui est prouvé par les trois exemples précédens), pouvons-nous espérer qu'elle couronnera nos efforts chez des vieillards souvent affaiblis par des jouissances qui ont accéléré chez eux l'ouvrage du temps? Lorsque, en échange, il existera une fistule de ce genre sur les parois abdominales, rien ne nous sera plus facile que d'y remédier, soit en y plaçant une canule que l'on ferme à volonté, soit en appliquant sur l'orifice externe de la fistule un emplâtre de diachylon gommé; cette dernière se ferme d'ailleurs aisément d'elle-même dans la plupart des cas.

S'il est déjà fâcheux qu'on soit contraint de blesser un organe aussi important que la vessie, un organe déjà malade ou souffrant, avec quel soin ne doit-on pas éloigner de son voisinage toutes les autres lésions, et surtout celles de la partie la plus rapprochée et la plus fortement unie avec elle. Et cette partie est le rectum dont la perforation est déjà très-grave par elle-même.

On ne peut donc nullement assimiler la ponction recto-vésicale à l'hypogastrique, et celle-ci sera préférée par tout praticien qui, ne s'arrêtant pas, comme quelques hommes légers, aux brillans résultats des premiers jours, songe aux suites éloignées de son opération.

44. Bien que la lésion de la prostate puisse, lorsqu'il s'établit une fistule, être suivie de la destruction de cette glande ; bien que celle-ci, percée de part en part, rende à peu près inutile par son élasticité l'ouverture que l'instrument a pratiquée, je n'insisterai pas sur ce danger parce qu'il peut être évité, et que l'inhabileté du chirurgien ne peut jamais être une objection.

45. La possibilité de la lésion des vésicules séminales, et des conduits déférens, ne suffirait pas non plus pour faire rejeter la ponction par le rectum, lorsque celle-ci serait préférable sous les autres rapports ; car, ainsi qu'on peut le voir dans les planches d'*Albinus*, il est facile, en évitant la prostate, d'éviter aussi les parties dont nous venons de parler, à moins qu'elles ne soient ou très-distendues ou situées plus haut qu'à l'ordinaire. La lésion des vésicules séminales n'est d'ailleurs pas aussi importante chez les vieillards que chez les jeunes gens. Je répète qu'il ne faut pas rejeter sur la méthode les fautes de l'opérateur.

46. Il est un danger qui mérite bien plus notre attention que celui que nous venons d'examiner ; c'est celui qui peut résulter d'une ponction faite trop haut, c'est-à-dire dans un point où le péritoine peut être intéressé. Ce péril est incomparablement

plus grand dans la ponction recto-vésicale que dans l'hypogastrique, et en voici les raisons :

1º Le péritoine s'étend davantage vers la partie postérieure de la vessie que vers l'antérieure, et il est par conséquent plus facile de le blesser par le rectum que par la région sus-pubienne.

2º Plus la vessie est distendue, et plus la partie qui n'est pas recouverte par le péritoine s'agrandit et s'applique contre la paroi abdominale, immédiatement au-dessus de la symphise du pubis. La vessie pousse alors le péritoine devant elle. Ainsi il est d'autant plus facile de soulager le malade, en ouvrant une voie à l'urine par l'hypogastre, que l'affection (la distension de la vessie) paraît plus intense et plus dangereuse. Rien de semblable ne se présente à la partie postérieure de l'organe.

3º Il est au pouvoir du chirurgien d'éviter la lésion du péritoine dans la ponction sus-pubienne. Il ne doit pas enfoncer son trocart avant d'avoir senti distinctement la vessie ; et, si la graisse qui recouvre la région hypogastrique rend le toucher inutile, il incise cette graisse, écarte les muscles pyramidaux et fait la ponction dès qu'il peut bien apprécier la distension du sac urinaire. Cet organe, fortement retenu par l'ouraque, ne peut pas fuir devant l'instrument.

4º Dans la ponction recto-vésicale l'opérateur n'a que son toucher pour reconnaître le lieu où il doit enfoncer le trocart. Ses yeux ne lui sont d'aucun secours : il peut à peine se servir de deux doigts, dont l'action est encore gênée par le rapprochement des parois de l'intestin. Dans la ponction hypogastrique, en échange, les deux mains de l'opérateur viennent aider sa vue.

5º On peut dans cette dernière prendre tout le temps dont on a besoin, sans risquer de nuire au malade; tandis que si l'on opérait par le rectum, la présence du doigt dans un intestin dont la sensibilité est augmentée ne tarderait pas à devenir insupportable.

Supposons, pour l'une et l'autre ponction, le cas où le péritoine serait intéressé; nous verrons, abstraction faite de l'épanchement de l'urine, qui est le même dans les deux circonstances, nous verrons, dis-je, que les suites sont bien plus graves lorsque l'opération a été faite par le rectum, que lorsqu'on l'a pratiquée par la région hypogastrique. La ponction recto-vésicale donne lieu à un épanchement, non-seulement d'urine, mais aussi des matières fécales contenues dans le rectum; et cet épanchement est bientôt suivi de la mort. Lorsque, au contraire, la faute a été commise dans la ponction hypogastrique, on peut espérer la guérison, qu'on obtient quelquefois, soit en ayant recours à la paracentèse pour donner issue à l'urine qui est renfermée dans la cavité abdominale, soit en attendant que la vessie vide, venant à se retirer, détruise ainsi le parallélisme des ouvertures, et permette à ces dernières de se fermer.

L'épanchement de l'urine dans le péritoine n'est pas constamment mortel, et j'en pourrais citer plus d'un exemple.

Monro, et tous les chirurgiens, qui comme lui, redoutaient beaucoup les blessures du péritoine, ont reconnu combien leur danger était plus grand dans la ponction recto-vésicale que dans l'hypogastrique.

47. Le but qu'on se propose en faisant la ponction de la vessie est bien mieux et bien plus promptement atteint en opérant au-dessus du pubis, que par le rectum. Ce but est de donner issue à l'urine, et non de la faire passer dans un autre réservoir; or ceci peut arriver dans la ponction recto-vésicale, mais jamais dans l'hypogastrique. Ajoutons que, dans les cas qui nécessitent la ponction de la vessie, cet organe, plus ou moins affecté, renferme, surtout chez les vieillards qui ont vécu au sein des jouissances, une urine plus âcre. Il est aisé de comprendre qu'une surface qui supporte difficilement le contact de l'urine, alors même qu'elle est dans son état normal (et c'est ici le cas du rectum), en sera d'autant plus incommodée que ce liquide acquerra plus d'acidité.

Murray, celui de tous les auteurs qui a le plus vanté la ponction recto-vésicale, *Murray* avoue *que l'urine passe encore par l'ouverture faite au rectum, lorsque les obstacles qui s'opposaient à sa sortie par l'urètre ont cessé d'exister.*

48. La ponction par le rectum intéresse la vessie dans un point qui est déjà irrité, contracté spasmodiquement, douloureux, et même enflammé par le contact des matières âcres que l'urine y dépose. Doit-on dans de pareilles circonstances augmenter l'irritation, la tuméfaction, la douleur, le spasme ou l'inflammation en portant l'instrument sur cette partie? La ponction hypogastrique n'expose à aucun de ces accidens; elle intéresse la vessie dans un point beaucoup moins irritable, dans un point que *Richter* a signalé comme le moins disposé à l'inflammation dans les rétentions d'urine.

49. Quant à la canule de gomme élastique qui séjourne quelque temps dans l'ouverture qu'on a pratiquée, il est inutile de demander si elle incommodera plus le malade dans le rectum que sur l'hypogastre. Le premier sera continuellement irrité par la pression qu'elle exercera sur lui; et le malade ne pourra ni s'asseoir, ni se coucher sur le dos sans en être fortement incommodé. *Murray* avoue encore que cette canule peut donner lieu à des ouvertures fistuleuses par l'irritation qu'elle détermine. La présence de cet instrument à la région hypogastrique ne produit rien de semblable, et le malade peut marcher, s'asseoir, se coucher sans inconvénient. On ne peut non plus élever de doutes sur celle de ces deux parties qui, toutes choses égales d'ailleurs, permet à la canule d'être fixée le plus solidement. *Lassus* dit avoir laissé

sans inconvénient la sonde pendant cinquante jours. *Paletta* rapporte que chez le grand nombre de malades qu'il a opérés la sonde ne s'est jamais déplacée. On ne peut se dissimuler, en outre, que toutes les fois que le malade devra aller à la selle, il sera obligé d'ôter la canule qui se trouve dans le rectum, ce qui nécessitera chaque fois aussi l'introduction d'une nouvelle canule : cet inconvénient, qui n'est pas sans importance, ne se trouve pas attaché à la ponction hypogastrique.

5o. L'opération par le rectum est quelquefois impossible, parce que des tumeurs graisseuses, se trouvant entre l'intestin et la vessie, empêchent le doigt d'apprécier la distension de cette dernière. *Bonn* rapporte un cas dans lequel on fut obligé de renoncer à la ponction par le rectum, et de la faire par l'hypogastre.

51. La ponction recto-vésicale est également impraticable lorsque la prostate est considérablement tuméfiée; c'est dans cette circonstance, et lorsque la rétention d'urine provient de l'inflammation du col de la vessie ou de la prostate, de l'engorgement de cette glande, c'est, dis-je, alors que la ponction hypogastrique est seule indiquée. *Franck* (1) dit, en parlant de cette ponction dans un cas de ce genre : *Optimo ad pubem vesicam perforavi consilio*. *Murray* et *Meyer* rapportent l'histoire d'un homme de

______
(1) De curandis hominum morbis, tom. V, pag. 243.

soixante-quatorze ans qui était affecté de rétention d'urine par engorgement de la prostate. On avait essayé deux fois en vain de faire la ponction par le rectum, lorsqu'on se décida à la faire au-dessus des pubis, et le malade guérit parfaitement.

52. Il est encore impossible d'opérer par le rectum dans les cas où il existe des tumeurs et des excroissances précisément sur le point le plus favorable pour pratiquer la ponction.

Il suffit de jeter les yeux sur les planches de *Ruisch*, de *Ludvig*, *de Zuber*, de *Sandifort*, de *Hunter*, et surtout de *Baillie*, pour être convaincu que la ponction par le rectum est inutile, alors même qu'elle est praticable, dans des circonstances dont nous venons de parler. *Bertrandi*, et *Murray* lui-même, ne voient d'autre ressource pour sauver le malade que la ponction hypogastrique.

53. L'opération par le rectum est de toute impossibilité dans les cas où la rétention d'urine est le résultat d'une chute qui a occasionné l'inflammation du périnée, de la prostate, de l'anus, etc. J'ai vu, en 1770, à Amsterdam, un matelot qui était tombé d'un mât, et qu'on guérit par la ponction au-dessus des pubis.

Nonis (1) la vit réussir dans un cas où le périnée avait été meurtri.

Noël a consigné dans le journal de chirurgie de

____

(1) Memoirs of the Society of London; tom. I, 1807.

Desault plusieurs exemples de succès obtenus par la ponction suspubienne. Je me contenterai de rapporter l'observation suivante qui a pour objet un vieillard de soixante-sept ans.

M. * * *, fabricant, fut attaqué de rétention d'urine : une sonde d'argent fut introduite avec difficulté : comme elle incommodait beaucoup le malade, on la retira le troisième jour pour en substituer une de gomme élastique. Cette seconde introduction fut différée dans l'espoir que le malade pourrait s'en passer ; mais tous ses efforts pour uriner étant inutiles, on eut recours à la sonde ; cette fois on ne put la faire parvenir jusqu'à la vessie. M. *Noël*, appelé dans cette conjoncture, proposa la ponction, qui fut acceptée avec empressement, tant les douleurs étaient aiguës. Il enfonça le trocart au-dessus du pubis, et laissa la canule d'argent pendant douze jours, après quoi il lui en substitua une de gomme élastique, qu'il retira dès que les obstacles qui se trouvaient dans le canal furent vaincus : la cicatrice de la plaie se fit au bout de cinq jours, et le malade guérit parfaitement.

54. La ponction par le rectum est encore impossible lorsque des paquets hémorroïdaux obstruent cet intestin.

Cette ponction n'est d'ailleurs pas sans conséquences. M. *Nauche* a vu un cas où elle fut suivie d'un abcès entre le rectum et la vessie.

55. L'opération par la région hypogastrique a de plus l'avantage, dans quelque situation que le malade se trouve, de permettre à l'urine de s'accumuler en certaine quantité dans la vessie avant de parvenir à l'ouverture pratiquée sur celle-ci, et avant d'arriver à l'orifice externe de la canule : je dis l'avantage, parce que la vessie revient par ce moyen plus facilement à ses fonctions naturelles, que lorsque l'ouverture faite à son bas fond laisse continuellement suinter l'urine, sans qu'on puisse empêcher cet écoulement. *Schmidt* parle d'une vessie qui formait au devant du pubis une saillie semblable à celle que la matrice présente dans la grossesse ; il eût été impossible de l'atteindre avec le trocart porté dans le rectum.

56. *Murray* regarde la ponction par le rectum comme plus promptement exécutée. Ceci peut être vrai dans quelques cas, mais certainement pas dans tous. On ne met pas moins de temps pour choisir le point du rectum le plus favorable à la ponction, qu'il n'en faut pour s'assurer de la position de la vessie dans les cas les plus difficiles, c'est-à-dire dans ceux où ne pouvant sentir cet organe à travers la peau on est obligé d'inciser les masses de graisse qui se trouvent à l'hypogastre. Mais lorsque la paroi abdominale, offrant peu d'embonpoint, permet de bien sentir la vessie par le toucher, la ponction est instantanée, et par conséquent bien plus prompte par l'hypogastre que par le rectum. Il est étonnant

que *Murray* nous vante la célérité de l'opération par le rectum, immédiatement après avoir rapporté un cas dans lequel cette méthode ayant été tentée deux fois inutilement, on fut obligé de faire la ponction au-dessus du pubis qui réussit parfaitement. Refusera-t-on encore après cela à cette dernière méthode l'avantage de la promptitude?

Murray dit que la méthode recto-vésicale est plus facile pour les commençans : peut-être l'est-elle pour les imprudens; mais non pour ceux qui agissent avec circonspection. Et si elle est si facile, comment un *Louis*, un *Mayer*, que *Murray* cite comme habiles chirurgiens; comment, dis-je, ces hommes ont-ils échoué en voulant la pratiquer?

Paletta s'exprime ainsi contre l'opinion de *Murray* : *tous les chirurgiens ne sont pas assez habiles pour pénétrer dans la vessie par le rectum. On a souvent vu dans ces derniers temps l'instrument passer entre le rectum et la vessie au lieu de percer celle-ci directement de bas en haut.* J'avoue que ni mon expérience, ni mes recherches n'ont pu me faire apercevoir la prétendue facilité que présente la ponction recto-vésicale.

Murray assure encore que cette méthode est exempte de danger. Sans recourir à tout que j'ai dit plus haut, il me suffira de rappeler, pour combattre cette assertion, les faits que M. *Murray* lui-même rapporte et que nous avons déjà cités; ces faits prouvent d'autant plus contre lui, qu'il ne donne aucun exemple de guérison après la ponction recto-vésicale.

57. Cette dernière, dit-on, doit cependant avoir la préférence lorsque la vessie ne remplit que le petit bassin, et ne s'élève pas assez haut pour être sentie au-dessus du pubis. J'avoue que je ne sens pas la force de cette objection ; car si la vessie, à l'état sain, est si peu distendue par l'urine qu'elle ne dépasse pas le bord supérieur des pubis, la rétention du liquide ne présentera encore aucun danger. Si, en échange, la vessie est naturellement petite, où qu'une affection quelconque s'oppose à la distension, la ponction par le rectum est au moins périlleuse. Nous réfuterons de la même manière l'opinion de *Mursinna* (1), qui pensait que la vessie enflammée ou ulcérée ne se laissait jamais distendre assez pour être sentie par l'hypogastre, et que dans ce cas la ponction devait être faite par le rectum.

Je ne pense pas même que cette petitesse de la vessie doive faire renoncer à la ponction hypogastrique ; en la pratiquant derrière le pubis on est sûr d'atteindre l'organe qui se trouve toujours appliqué contre la face postérieure de cet os ; d'ailleurs un moyen infaillible d'y parvenir serait l'introduction d'un doigt par une ouverture e dans la paroi abdominale. Il suffit de jeter

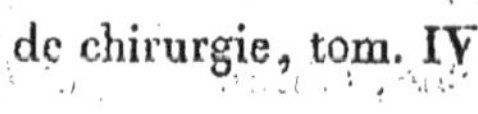

(1) Jo   de chirurgie, tom. **IV.**

les yeux sur les excellentes planches de *Camper* (1) et de *Langenbek* (2) pour voir que la vessie, aussi contractée qu'elle peut l'être, ne se trouve jamais à plus d'un pouce et demi au-dessous du bord supérieur du pubis ; ce qui permet de l'atteindre aisément avec le doigt, surtout lorsqu'elle est légèrement distendue par l'urine. *Il est presque impossible*, dit Richter, *de manquer la vessie dans cet endroit.*

58. La ponction recto-vésicale ne me paraît indiquée que dans deux circonstances : la première est celle où, la partie supérieure de la vessie étant la plus malade, le bas-fond de cet organe paraît être peu ou point affecté ; encore faut-il alors bien apprécier la position de ce dernier entre les deux vésicules séminales ; ce cas est d'ailleurs *extrêmement rare*, comme l'ont dit *Paletta* et *Tacconi*. La seconde circonstance qui autoriserait l'emploi de cette méthode est celle où la rétention d'urine serait due à un coup ou à une chute sur la région hypogastrique.

59. Le principal reproche que l'on ait fait à la ponction au-dessus des pubis, est le danger d'un épanchement d'urine dans la cavité abdominale ou dans le tissu cellulaire du bassin.

Il est presque inutile aujourd'hui de dire que la

(1) Demonstrationes anatomico-pathologicæ; lib. II, 1762, tab. III, fig. 1.

(2) De la taille ; Wurtzbourg, 1802, tab. III.

ponction n'étant point faite sur le péritoine, l'épanchement ne peut avoir lieu dans sa cavité : il ne peut se faire non plus dans le tissu cellulaire du bassin; car tant qu'on laisse dans la vessie la canule de gomme élastique, la contraction de cet organe autour de celle-ci s'y oppose, et même lorsqu'on a retiré cette canule l'épanchement ne se fait pas. *Paletta*, et plusieurs autres auteurs dont le témoignage est également respectable, ont attesté ce fait. L'expérience a prouvé par un grand nombre d'exemples que peu de jours après l'opération, l'ouverture pratiquée sur la vessie et celle qu'on a faite aux parois de l'abdomen se réunissent par l'effet d'une inflammation adhésive, que leurs bords s'arrondissent, et qu'il se forme une fistule qui rend impossible tout épanchement dans la cavité du bassin. *Sandifort* a consigné ce phénomène dans une belle planche, qui se trouve jointe à son 47ᵉ paragraphe. Cet auteur ne connaît qu'un seul exemple d'infiltration urinaire dans le bassin à la suite de la ponction hypogastrique, c'est celui que rapportent *Bonn* et *Popta;* et dans cette circonstance, l'urine s'étant frayé une issue à travers la partie droite et supérieure du scrotum, la maladie se termina heureusement. Ceci prouve que l'accident le plus fâcheux qui pourrait résulter de cette ponction n'a lui-même aucune conséquence redoutable.

La crainte de voir la canule abandonner la vessie lorsque l'urine en est sortie, et de perdre ainsi l'avantage de l'opération, cette crainte, dis-je, n'a pas été justifiée par l'expérience, et il m'a toujours été facile de prévenir l'accident dont je viens de parler.

M. *Marcard*, sans citer aucun fait à l'appui de son opinion, s'exprime ainsi : *La ponction au-dessus des pubis est douloureuse, incommode et souvent insuffisante; on ne peut jamais vider entièrement la vessie, et quand l'obstacle qui s'oppose au cours naturel de l'urine persiste long-temps, cette opération est inutile.*

60. Enfin, nous trouvons chez un grand nombre d'auteurs des observations qui constatent les avantages de la ponction hypogastrique. On peut citer à ce sujet Mery (1), Morand (2), Drouin (3), Tolet (4), Heister (5), Faget (6), le frère Cosme (7), Le Cat (8), Braken (9), Bertrandi (10),

(1) Mém. de l'Acad. des Sciences; 1701.

(2) *Percy* rapporte, dans son éloge de *Sabatier*, que *Morand* pratiqua le premier, en 1727, la ponction hypogastrique, qui n'avait été que proposée jusqu'alors.

(3) Journal des savans; 1694.

(4) Traité de la lithotomie, 3ᵉ édition; Paris, 1686, pag. 208.

(5) Expériences de médecine; 1753 : expér. 349, pag. 571.

(6) Observ. chir. de *Daran*; Paris, 1750.

(7) Journal des savans; 1750.

(8) Pièces concernant l'opération de la taille; second recuei , pag. 295.

(9) Lithiasis anglicana.

(10) Traité des opér. de chir., pag. 103.

Molinari (1), Agasson (2), Steidele (3), Turner (4), Lucas (5), Trye (6), Weldon (7), Desault (8), Tacconi (9), Noël (10), Mursinna (11), Murray (12), Bell (13), Nannoni (14), Pelletan (15), Bonn (16), Sandifort (17), Vrolik (18), Paletta (19), Lassus (20), Nauche (21), Abernethy (22), Schmidt (23), John-

(1) Nov. act. med. acad. nat. curios., 1767, tom. III.

(2) Journal de médecine, tom. XVI.

(3) Recueil d'observations; Vienne, 1778.

(4) Journal de méd. et chir.; 1790, tom. LXXXII.

(5) Recueil de nouvelles observations des chirurg. angl.; 1790.

(6) Remarks on morbyd retention of urine; Glocester, 1784.

(7) Obs. on the different modes of ponct.; the Bladder; Lond., 1793.

(8) Journal de chir.; 1791, tom. II.

(9) Commentarii academ. Bononiensis, tom. VI.

(10) Journal de chirurgie de *Desault.*

(11) Journal de chirurgie, tom. IV, pag. 50.

(12) Diss. chir. de paracent. cystidis urinariæ; Ups., 1771.

(13) Cours de chirurgie.

(14) Trattato di chirurgia; Siena, 1785.

(15) V. *Larbaud*, Rétrécissement chronique de l'urètre.

(16) Verandlingen van het genootschap ter bevordering der heelkunde; Amsterdam, 1793.

(17) Museum anatomicum academiæ Lugd.-Batav., tom. I, p. 261; tom. II, tab. xcii.

(18) On lit ces mots dans l'excellente dissertation de cet auteur, intitulée *De defoliatione vegetalium*, L. B. « In ischuria ex omnibus vesicam perforandi modis, ille qui, ex proposito Mergi, supra os pubis fit, eligenda et cæteris anteponenda videtur. »

(19) Giornale di Venezia, tom. IX.

(20) Pathol. chir.; Paris, 1805, chap. xxxi.

(21) Sur la rétention d'urine; Paris, 1806.

(22) Observations médicales et chirurgicales.

(23) Maladies de la vessie et de l'urètre particulières aux vieillards; Vienne, 1808.

stone (1), Leitisch (2), Home (3), Fine (4), Schré-
ger (5), Ansiaux (6), Michælis (7), Amemino (8), etc.

On trouvera chez ces auteurs les preuves frap-
pantes de la supériorité de la ponction hypogastrique sur la recto-vésicale.

61. Quant à moi je me déclare d'autant plus en fa-
veur de la première, que je n'ai vu aucun cas dans
lequel cette opération n'ait réussi, que je ne sais ce
qu'on peut lui reprocher, et qu'enfin il suffit de
parcourir la série des ouvrages écrits sur ce sujet
pour se convaincre que cette méthode jouit depuis
Bonn de l'approbation générale.

Larbaud (9) rapporte que *Sabatier* avait rarement vu réussir la ponction par le rectum.

62. Il faut conclure de la comparaison théorique
et pratique des deux méthodes dont nous venons

(1) *Johnstone*, Practical obs. on urinary gravel and stone, on diseases
of the bladder and prostate gland, and of strictures of the urethre 8;
Edinburgh, 1806.

(2) Ce chirurgien pratiqua avec succès cette opération sur M. Rot-
schild père à Francfort.

(3) Transact. of a society for the improvement of medical and chi-
rurgical knowledge; vol. II, pag. 344 et 378.

(4) Journal général de médecine et chirurgie, tome XXXIX, sep-
tembre 1810.

(5) Recherches sur la chirurgie; Erlangen, 1811.

(6) Clinique chirurgicale, pag. 178; Liége, 1816.

(7) Cet auteur m'a écrit qu'il avait sauvé par cette opération le fa-
meux Reicherdt, célèbre par ses persécutions contre les illuminés.

(8) Système de chirurgie, 1re partie, pag. 313.

(9) Du rétrécissement chronique de l'urètre; Paris, 1805, pag. 86.

de parler, que, hors le cas où la région hypogastrique est le siége d'une lésion, hors celui dans lequel la partie supérieure de la vessie est enflammée sans que son bas-fond soit affecté, la ponction au-dessus des pubis est plus certaine, moins dangereuse, plus facile, plus commode et plus courte que la ponction recto-vésicale; qu'elle n'entraîne aucune conséquence fâcheuse, et qu'elle est surtout préférable chez les hommes âgés et qui jouissent de toutes les commodités de la vie.

63. Dans les cas ordinaires, après avoir bien apprécié par le toucher la distension de la vessie, on fait la ponction sur la ligne médiane à deux travers de doigts au-dessus du bord supérieur du pubis; quand l'urine s'est écoulée au dehors par la canule du trocart, on remplace celle-ci par une sonde de gomme élastique. Il est important de se souvenir ici que la partie de l'abdomen qui dans le décubitus sur le dos correspond au bas-fond de la vessie, se trouve dans la station au-devant de la partie antérieure de cette dernière.

Il faut laisser à demeure pendant plusieurs jours la canule de gomme élastique, dont la longueur est d'ailleurs en rapport avec l'épaisseur de la paroi hypogastrique. *Lassus* dit l'avoir laissée dans un cas cinquante jours. Au bout d'un certain temps, on nettoie la plaie, et on y place une nouvelle sonde. Dès que les voies naturelles de l'urine sont rétablies, on retire la canule et l'on applique un emplâtre agglutinatif sur l'orifice de la fistule artificielle. Le malade a soin chaque fois qu'il veut uriner, d'appliquer un doigt sur cet orifice pour empêcher le liquide de sortir par ce chemin. On peut même faire abstraction de la canule dès que la blessure de la vessie est cicatrisée avec celle de la paroi abdominale. Dans le cas où l'ouverture fistuleuse ne se ferme pas, et lorsqu'une légère irritation de ses bords ne suffirait pas pour produire cet effet, on conseille l'usage d'une sonde munie d'un bouchon à l'une de ses extrémités.

64. Quant à la manière d'exécuter la ponction par le rectum (1), on la trouve décrite dans tous les nouveaux traités de chirurgie. Le trocart de *Fleurant*, qui est le plus commode, se trouve consigné dans les planches de *Brambilla* et de *Camper*.

(1) On trouve dans le Journal de médecine, t. LXXXVI, l'exemple d'une ponction recto-vésicale, dont le malheureux résultat fait regretter qu'on n'ait pas opéré sur l'hypogastre, où la vessie formait une saillie considérable.

CHAPITRE VIII.

Excroissances fongueuses de la vessie (1).

65. On trouve dans la vessie de quelques vieillards des touffes fibreuses, offrant quelquefois un pouce de longueur, adhérentes à la paroi interne de l'organe et flottant dans sa cavité. J'en ai vu moi-même de parfaitement semblables à celles dont les excellentes planches de *Baillie* (2) nous offrent le dessein. Ces tumeurs n'ont ordinairement aucune adhérence avec la prostate ; cependant *Huber* (3) a décrit une excroissance à peu près semblable, qui, après avoir pris naissance sur le col de la vessie, vint se joindre à la prostate. Cette observation a été faite chez un homme de soixante-dix ans. Nous trouvons dans les tables de *Ruisch* trois exemples de cette maladie, dans lesquels elle

(1) J'entre ici dans quelques détails sur ces excroissances, qui n'ont été décrites ensemble dans aucun ouvrage que je connaisse ; et je voudrais appeler l'attention des médecins sur une maladie qui n'est point aussi rare qu'on le pense. On l'observe beaucoup moins à la partie externe des parois de la vessie, et je crois que cela tient à ce qu'elle n'est pas, comme la surface interne, continuellement baignée par un liquide irritant.

(2) *Engravings*, Fasciculus VIII, plate v. *Home*, vol. II, plate x, donne aussi la copie d'une semblable excroissance qu'il rencontra che un homme de soixante-cinq ans.

(3) Diss. de vesicæ urinariæ morbis ; Argent., 1771.

avait son siége autour du col de la vessie et sur la paroi postérieure de cet organe.

Ludwig parle de deux excroissances fongueuses qui se trouvaient dans la vessie d'un homme de soixante-trois ans. *Sandifort* a accompagné d'une belle planche l'histoire de cette maladie chez un homme de quatre-vingts ans, et des observations qui lui appartiennent.

Il est difficile de décider si quelques-unes de ces excroissances n'appartenaient pas plutôt à la prostate.

Richter dit que la surface interne de la vessie est souvent parsemée de petites excroissances fongueuses. Quelques-unes tiennent à un pédicule mince; d'autres présentent une large surface. Il en est de molles et de ridées, et l'on en trouve d'une consistance ferme et presque cartilagineuse, auxquelles *Troja* a donné le nom d'excroissances *squirrheuses*.

La vessie est ordinairement plus épaisse et plus dure au pourtour de la maladie : cela tient à l'irritation continuelle dont cet organe est le siége, irritation qu'augmente encore chacune de ses contractions. Le mucus qui baigne ordinairement les parois de cet organe est plus abondant et plus tenace.

On cite un cas dans lequel le fongus ayant envoyé un prolongement dans l'urètre, il en résulta une rétention d'urine qui ne tarda pas à devenir mortelle (1). D'autres fois la maladie dont nous parlons donne lieu à une incontinence d'urine; c'est lorsque celle-ci s'écoule entre les excroissances et les parois de la vessie. Si l'on introduit une sonde dans celle-ci, cet instrument fait saigner les surfaces avec lesquelles il est en contact. Quelquefois il se sépare de petites portions de la tumeur, et l'urine les entraîne avec elle.

Il est à remarquer que les excroissances qu'on a observées jusqu'à présent se sont montrées à la partie postérieure et inférieure de la vessie.

Il existe quelquefois un calcul avec la maladie dont il est question ici.

66. Quant aux causes de ces végétations, si l'on en excepte le virus syphilitique, je crois qu'on ne les connaît pas jusqu'à présent. On a surtout rencontré cette maladie chez les ivrognes et les libertins.

67. Les excroissances dont nous parlons me paraissent avoir beaucoup d'analogie avec le fongus hématode (2). Il est probable que si l'on en connaissait la cause on aurait bientôt trouvé un moyen de traitement. Ne voyons-nous pas des végétations de ce genre dues au virus syphilitique céder à l'emploi du mercure.

68. Deux raisons s'opposent à ce qu'on connaisse bien ces excroissances fongueuses. 1° Elles sont

____

(1) *J.-B. Erhart*, De acta nat. curios. ; 1748, tom. VIII, obs. xxxix.
(2) *Maunoir*, Mémoire sur le fongus médullaire et hématode ; Paris, 1820.

trop molles pour être senties à travers la paroi recto-vésicale; 2° la vessie est trop dure et trop épaisse pour permettre de les apprécier par le toucher. Il ne faut donc pas s'étonner de ce que les plus habiles praticiens se sont trompés sur le diagnostic de cette maladie, et si quelques chirurgiens, prenant celle-ci pour des calculs vésicaux, ont fait l'opération de la taille, ainsi que *Dalechamps* (1) et *Portal* (2) en citent des exemples. *Agasson* (3) dit avoir reconnu ces végétations pendant la vie, et cela non-seulement à ce que la sonde heurtait contre un corps étranger, mais encore à ce que l'urine ne pouvait sortir de la vessie, ni les injections y entrer.

69. C'est avec raison que *Lassus* regarde cette maladie comme à peu près incurable. *Le Cat* a proposé des ciseaux particuliers pour faire la section des végétations (4); *Platner* et *Zuber* ont conseillé de faire l'opération de la taille et de détruire ces dernières par des moyens doux. *Desault* a, dit-on, suivi ce conseil et emporté les excroissances avec la curette, sans qu'il soit survenu aucun accident, pas même une hémorragie.

Lorsqu'on soupçonnerait l'existence de la mala-

---

(1) Chirurgie française; Lyon, 1569.

(2) Précis de chirurgie pratique; Paris, 1767. — *Leblan* a consigné un fait semblable dans le Journal de médécine de *Desault*.

(3) Journal de chirurgie pratique, tome XVI.

(4) Il prétend les avoir employés chez une femme.

die, il faudrait essayer l'usage du mercure, prescrire un régime doux, introduire une sonde de gomme élastique dans la vessie s'il y avait rétention des urines, recourir même à la ponction dans le cas où elle serait indiquée, circonstance dont *Agasson* rapporte un exemple.

CHAPITRE IX.

Plis de la vessie contre-nature.

70. *Howpisch* a donné, avec une planche colo-
riée, la description d'un pli contre-nature formé
par la membrane interne de la vessie, et qui, s'é-
tendant des orifices des uretères à l'endroit où
l'urètre traverse la prostate, faisait fonction de sou-
pape toutes les fois que le malade voulait uriner;
celui-ci mourut enfin avec les symptômes d'un rétrécissement de l'urètre.

L'introduction trop fréquente d'une sonde ou
d'une bougie ne peut-elle pas favoriser et même
occasionner ces plis contre-nature?

CHAPITRE X.

Polypes de la vessie.

71. Les polypes de la vessie adhérens à la membrane muqueuse de cet organe sont beaucoup plus rares que les végétations précédentes. *Zacutus Lusitanus* (1) trouva au col de la vessie un de ces polypes de la grosseur d'un œuf d'oie, et si dur qu'il ne pouvait être coupé avec des ciseaux. *Welper* a vu cette maladie.

Baillie nous a donné, dans ses planches, le dessin d'un polype de la vessie qu'on rencontra chez un enfant, et qui non-seulement occupait toute la cavité de l'organe, mais envoyait encore des prolongemens dans l'urètre (2). *Marc-Antoine Petit* (3) nous en a transmis un exemple. *Morgagni* (4) parle d'une tumeur dure, de la grosseur d'une fève, qu'il trouva dans la vessie d'un homme de soixante ans.

Pour prouver encore mieux que cet organe renferme quelquefois des excroissances polypeuses, et que celles-ci ne proviennent pas toutes de la prostate, nous citerons le cas rapporté par *Walter* (5), dans lequel un polype s'étant développé

---

(1) Prax. med. adm., lib. ii, obs. lxxi, oper. omn., tom. II.
(2) Ce polype offrait une texture fibreuse.
(3) Maladies du cœur ; Lyon, 1806.
(4) De sedibus et causis morborum.
(5) Quelques maladies des reins et de la vessie ; Berl., 1800, tab. iii.

dans la vessie d'une jeune fille, s'étendit enfin jusqu'à l'orifice externe de l'urètre.

72. On peut appliquer ici tout ce que j'ai dit sur les causes, le diagnostic et le traitement des excroissances fongueuses de la vessie. Je ne pourrais décider à quel point la dureté de ces dernières diffère de celle des polypes, car je n'ai jamais observé ceux-ci.

CHAPITRE XI.

Épaississement de la vessie [1].

73. CETTE maladie, qui accompagne souvent d'autres affections, telles que les calculs, l'engorgement de la prostate, le rétrécissement de l'urètre, etc., paraît être quelquefois idiopathique. Elle appartient d'autant plus à notre sujet, qu'on l'observe le plus ordinairement chez les hommes âgés [2].

Les parois de la vessie qui, dans l'état de santé, ont à peine une ligne ou une ligne et demie d'épaisseur, acquièrent quelquefois jusqu'à six, huit lignes et même davantage. Les faisceaux musculeux deviennent plus gros, mais ils ne présentent jamais ou que très-rarement une couleur plus vive. *Baillie*, et *Home* (3) à qui cette maladie a fourni le sujet de plusieurs planches, la regardent comme plus particulière à la tunique musculeuse, et ajoutent que la nature s'écarte ici de la loi qui veut que les muscles augmentent de volume en raison directe de leur action. En effet si ces derniers, en même temps qu'ils deviennent plus gros, ac-

---

[1] *De Bingen,* De carnositate vesicæ urinariæ; Altdorf, 1759.

[2] *Douglass,* Transactions philosophiques, n° 325. — *J. Ruisch,* Obs. anat. chir., fig. 62. — *Morgagni,* De sedibus et causis morborum.

[3] Engravings, fasciculus VII, plat. I, fig. 1 et 2; plat. II, fig. 1, 2, 3, etc.

quièrent aussi une couleur plus foncée, il n'en est point dans l'économie qui dût s'écarter davantage, à cet égard, de son état primitif, que la tunique musculeuse de la vessie. J'observerai d'ailleurs avec raison qu'on a souvent confondu cet épaississement avec le squirrhe de cet organe.

Ordinairement la vessie, en acquérant du volume, devient roide, dure, quelquefois cartilagineuse. On peut comparer cette altération de tissu aux callosités qui se rencontrent sur d'autres parties ; si ce n'est que la nature fait quelquefois servir celles-ci à protéger l'organe qui en est revêtu contre les atteintes des corps extérieurs.

Desault (1) rapporte qu'un chirurgien, trompé par cette dureté de la vessie, pratiqua l'opération de la taille et reconnut son erreur à l'ouverture du cadavre.

Dans les circonstances dont nous venons de parler, la vessie est toujours appréciable au-dessus du pubis, attendu qu'elle ne peut plus se contracter ; de là, non-seulement une pesanteur incommode dans la région hypogastrique, mais encore une incontinence d'urine, et quelquefois la compression des vaisseaux et des nerfs sacrés ; compression qui, selon le degré auquel elle est portée, donne lieu tantôt à une telle inquiétude dans les membres inférieurs que le malade ne peut demeurer tranquille un

(1) Journal de chirurgie de *Desault*, tom. II, n° 2.

seul instant, tantôt à une paralysie presque complète
de ces derniers. L'évacuation du rectum est rendue
difficile par la pression que la vessie exerce sur lui.
Les uretères se contractent, s'engorgent, et il en
résulte un état pathologique des reins.

Bien que dans plupart des cas l'endurcissement
et l'engorgement de la prostate soient unis à l'épaississement des parois de la vessie, ces maladies peuvent
se montrer séparément, et *Wichmann* les distingue
par les signes suivans : 1º l'engorgement de la prostate produit une rétention subite d'urine (1); l'épaississement de la vessie détermine d'abord l'incontinence et seulement plus tard la rétention de ce
liquide.

2º Dans le premier cas la vessie revient sur elle-
même après la sortie de l'urine ; dans le second elle
reste distendue.

3º L'engorgement de la prostate est promptement
mortel ; l'épaississement de la vessie ne l'est pas.

4º Dans celui-ci le cathétérisme détermine une
légère hémorragie ; dans celui-là il n'en occasionne
aucune.

5º Ces deux maladies existent à la vérité simul-
tanément dans la plupart des cas ; cependant l'engorgement de la prostate est plus fréquemment
idiopathique.

____

(1) Il ne s'agit point ici de l'engorgement squirrheux de cette glande ;
celui-ci, se développant avec lenteur, ne donne lieu qu'après un certain
laps de temps à l'ischurie complète.

6° Celui-ci est ordinairement accompagné de douleurs ; l'épaississement de la vessie ne l'est pas.

7° L'engorgement de la prostate rend difficile l'introduction du cathéter dans la vessie ; l'épaississement de ce dernier organe n'est jamais un obstacle pour l'instrument.

8° Dans l'engorgement de la prostate l'urine est ordinairement altérée ; il n'en est pas de même dans l'épaississement de la vessie.

9° L'exercice à cheval ou en voiture est insupportable dans la première maladie; il ne l'est pas dans la seconde.

On distingue cet épaississement de l'existence des calculs dans la vessie, 1° à l'absence des signes caractéristiques de la présence de ces derniers, c'est-à-dire du prurit dans le gland et des douleurs en urinant; 2° à ce qu'on peut sonder le malade ; 3° à ce que dans certains pays on ne connaît pas même les calculs, tandis que l'épaississement de la vessie n'y est pas rare ; 4° à ce que cet organe ne présente que bien rarement au doigt introduit dans le rectum, la dureté des calculs, lorsqu'il n'en contient pas. Toutefois il est difficile de bien reconnaître dans tous les cas ces deux maladies dans les pays où les affections calculeuses sont communes.

Les causes qui donnent lieu à l'épaississement de la vessie ne sont pas bien connues, si j'en excepte l'inflammation, le catarrhe vésical et les calculs. Cette affection se montre à la suite d'efforts violens, d'une compression forte exercée sur l'organe qui en est le siége, et des causes qui produisent des callosités sur les autres parties. Elle est souvent accompagnée de l'engorgement squirrheux de la prostate. Peut-être aussi l'usage de boissons fortes, acides, alcooliques, contribue-t-il à produire la maladie dont nous parlons. Le virus vénérien ne pourrait-il pas encore être compté parmi les causes de l'épaississement de la vessie?

Mon expérience m'a prouvé qu'on pouvait conserver quelque espoir de guérir cette maladie; et je ne partage point à cet égard l'opinion de *Wichmann*. En effet, n'a-t-on pas vu céder à l'emploi de moyens internes et à un genre de vie régulier, des engorgemens considérables de parties dont la sensibilité paraissait éteinte et qui présentaient déjà une consistance cartilagineuse? J'en citerai pour exemple ceux du prépuce, de ce repli membraneux qui offre quelque rapport avec la vessie. *Gilchrist* (1) assure les avoir guéris par les pilules mercurielles. L'efficacité du mercure dans cette circonstance est encore attestée par *G. Franck* (2); et je ne pense pas qu'on puisse m'adresser ici ces paroles de *Wichmann* : « *Autant vaudrait entreprendre de rendre la peau des vieillards à son premier état, en un mot de les rajeunir.* »

(1) Essays and observations O. A. S. of Edinburgh; vol. III, p. 471.
(2) Médecine pratique.

L'épaississement de la vessie n'est point un effet naturel de l'âge, mais une affection morbide. Il ne s'agit point ici d'un endurcissement, mais d'une augmentation de volume : la vessie, loin d'avoir rien perdu, est au contraire surchargée d'une augmentation de tissu dont la nature se débarrassera dès qu'un traitement bien dirigé viendra aider ses efforts. Lors donc que l'épaississement de la vessie ne sera pas trop ancien; lorsqu'il ne sera pas compliqué avec quelque autre maladie, on pourra espérer, sinon d'obtenir un succès entier chez les vieillards, au moins d'apporter beaucoup d'amendement dans l'état de cette affection.

Dans ce but il ne faut permettre au malade que des alimens doux et des boissons de même nature. Si l'on soupçonne que le virus vénérien a déterminé la maladie, les frictions mercurielles sont indiquées; la liberté du ventre sera entretenue par des demi-lavemens émolliens, auxquels on peut ajouter la décoction de ciguë, et par des bains d'eau de savon. Le malade doit beaucoup boire pendant le jour, et retenir quelque temps son urine pour déterminer une légère distension de la vessie.

Il faut surtout insister sur des injections d'eau de guimauve dans l'organe malade. Les faits rapportés par *Gilchrist* et par *Lind* prouvent que l'espoir de guérir n'est pas chimérique.

CHAPITRE XII.

Incontinence d'urine (enuresis).

74. Une maladie aussi incommode que fréquente chez les personnes âgées et surtout chez celles qui ont fait des excès, est l'écoulement involontaire et goutte à goutte de l'urine, soit que la vessie ne puisse la contenir en certaine quantité, ou que cet organe se trouve dans l'impossibilité de l'expulser à propos. Le besoin d'uriner et la sortie du liquide se succèdent si rapidement que le malade n'a pas le temps de prendre un vase. Quelquefois l'incontinence d'urine ne se montre que pendant la nuit.

Cette affection augmente ainsi sans être accompagnée de douleur, jusqu'à ce que la vessie ne puisse plus retenir la moindre quantité d'urine, et que ce liquide s'écoule au dehors à mesure qu'il sort des uretères.

Le plus souvent l'urine exhale d'abord après sa sortie une odeur forte; elle a une telle action que la peau sur laquelle elle tombe ne tarde pas à présenter des érosions, ou même des ulcérations considérables.

75. Les signes de cette maladie sont trop clairs pour qu'il soit utile d'entrer dans de plus grands développemens à leur égard.

Cependant on a quelquefois vu chez les vieillards une rétention d'urine par paralysie, c'est-à-dire une véritable collection de ce liquide, faire croire à l'existence d'une incontinence d'urine. En effet, les hommes qui, soit volontairement, soit par inattention, ont coutume de ne pas vider entièrement leur vessie et d'y conserver toujours une certaine quantité d'urine, ces hommes ont quelquefois au commencement de la paralysie du col de cet organe une collection urinaire plus ou moins considérable, dont ils ne soupçonnent pas l'existence et dont le trop plein s'écoule goutte à goutte au dehors.

Pour se garantir de l'erreur dont nous venons de parler on vide entièrement la vessie avec un cathéter ; après cela si l'écoulement provient d'une paralysie, il cesse jusqu'à ce qu'une nouvelle collection ait eu le temps de se former, ce qui dure au moins plusieurs heures; si, au contraire, il y a incontinence d'urine, le liquide continuera, dans la plupart des cas, de sortir goutte à goutte et à mesure qu'il arrivera des reins (1).

76. Sans parler des calculs, des cicatrices, des fistules à l'anus, des hernies de la vessie, et des autres cas où l'incontinence d'urine est symptomatique, cette maladie, qui affecte un si grand nombre

(1) Ceci a surtout lieu dans le cas où l'irritabilité du corps de la vessie restant la même, l'équilibre qui existe entre l'action de cet organe et celle de son sphincter, est rompu par la paralysie de ce dernier.

de vieillards, reconnaît des causes très-variées et quelquefois d'une nature contraire. La principale est la diminution progressive de l'extensibilité de la vessie, propriété qui disparaît souvent tout-à-fait dans la vieillesse; d'autres fois, l'âcreté toujours croissante de l'urine irritant de plus en plus un organe naturellement très-sensible à toute espèce d'impression, les fibres musculaires de celui-ci sont dans une contraction habituelle qui ne permet pas à l'urine de séjourner dans son réservoir. Une troisième cause est le relâchement des parties qui entourent le col de la vessie, la paralysie des fibres musculaires de ce point, fibres qu'un grand nombre de physiologistes ont réunies sous le nom de *sphincter*. C'est donc surtout à la faiblesse sénile, mais non pas à elle seule qu'on doit attribuer l'incontinence d'urine. En effet, celle-ci peut survenir à la suite d'une foule de circonstances, telles qu'un violent spasme de la vessie (1), des excès vénériens, une attaque d'apoplexie.

L'incontinence d'urine est quelquefois le prompt résultat d'un refroidissement, surtout lorsque la constitution atmosphérique est humide. Les hémorroïdes, la présence des vers dans le canal intestinal y ont quelquefois donné lieu. L'épaississement et la dureté de la vessie occasionnent si souvent

(1) On sait qu'une excitation trop forte ou trop prolongée fait tomber les muscles dans un état d'épuisement qui peut être porté jusqu'à la paralysie.

l'incontinence d'urine, que *Wichmann* (1) les a re-
gardés comme la principale cause de cette affection.
La tuméfaction de la prostate la détermine souvent
lorsqu'elle dilate le col de la vessie. Une gibbo-
sité peut aussi, en comprimant la moelle épinière,
donner lieu à la maladie qui nous occupe ; celle-ci
est quelquefois la conséquence d'un coup reçu sur
le périnée dans les premières années de la vie, de
la déchirure et de la destruction, par un cathéter ou
par un ulcère, du point le plus étroit du col de la
vessie. Enfin un ulcère de la prostate (100) peut,
en corrodant cette glande, agrandir la partie de ce
col qu'elle embrasse.

77. Les applications et les douches d'eau à la glace
sur la région hypogastrique, les bains de pieds froids,
les injections de même nature, sont des moyens très-
avantageux dans le traitement de l'incontinence
d'urine. *Goulard* vante beaucoup son eau végéto-
minérale ; d'autres recommandent la décoction de
simarouba. *Troja* guérit un malade avec des boissons et des injections émollientes, auxquelles il
ajouta plus tard quelque peu d'eau vulnéraire d'ar-
quebusade. Je fais faire des injections d'eau de guimauve tiède dans le but de distendre peu à peu la
vessie (2). Les fomentations aromatiques et les frictions sur le périnée avec une huile volatile me ser-

(1) Séméiotique, tome III.

(2) *Jesse Foot*, Avantages des injections dans les maladies de la
vessie.

vent ensuite à ranimer l'énergie vitale dans les parties paralysées. Quelques praticiens conseillent de les faire à la partie interne des cuisses, et de se servir pour cela d'une dissolution huileuse ou alcoolique de camphre. *Dickson* (1) et *Latta* ont vu les vésicatoires appliqués à diverses reprises sur la région sacrée, produire de très-bons effets.

Dans les cas où un spasme paraît constituer en quelque sorte la maladie, et lorsque l'irritation de la vessie s'oppose au séjour de l'urine dans cet organe, on peut recourir avec avantage à l'uva-ursi et au laudanum liquide de *Sydenham;* ce dernier doit cependant être employé avec réserve chez les veillards. On a donné dans le même but et avec beaucoup de succès l'ipécacuanha; ce moyen est d'autant plus efficace que le canal intestinal sympathise étroitement avec l'appareil urinaire (2).

Si le malade est pâle, défait, d'un tempérament lymphatique, il faut recourir, comme le conseille *Hulme*, aux préparations de gaz acide carbonique, de quinquina, d'alun dissous dans une eau mucilagineuse. On donne ce dernier à la dose d'un demi-gros

(1) Medical observations and inquiries, tome II, art. 27 et 35; tome III, art. 2.

(2) *Daubenton*, Mémoires sur les indigestions dans l'âge de retour; Paris, 1785.—*Bosquillon*, Considérations sur les engorgemens de la prostate, dans sa traduction du *Traité des maladies vénériennes* de *Bell*, tome I.

de quatre en quatre heures. C'est peut-être ici que conviendrait l'emploi des cantharides à l'intérieur.

Wendt emporta la maladie chez trois vieillards, en faisant usage du suc du *mesembryenthenum cristallinum*. L'électricité a eu d'heureux effets dans le traitement de cette affection.

Si cette dernière était due à la compression qu'exerce sur la moelle épinière la courbure sénile de la colonne vertébrale, il faudrait recommander au malade, non-seulement de garder dans son lit une position parfaitement horizontale, mais de se coucher plusieurs fois par jour sur un sopha, en conservant cette même position.

Lorsque l'inutilité de tous ces moyens ne permet plus d'espérer la guérison de la maladie, on doit chercher à soulager le malade de son infirmité par des remèdes palliatifs, tels que la légère compression du canal de l'urètre, qui lui permet de vaquer à ses affaires au moins pendant quelques heures. Je me suis servi avec avantage, dans plusieurs cas, d'un instrument compressif recouvert en velours, semblable à celui de *Nuck* (1), et que le malade pouvait supporter sans inconvénient pendant une partie de la journée.

Il est facile d'éviter la malpropreté et les excoriations, qui sont la suite de l'écoulement continuel

(1) Operationes et experimenta chirurgica; Lugd.-Batav., 1733, fig. 12.

de l'urine, au moyen de la bouteille de *Juville* (1)
ou de l'urinal de *Pickel*, que l'on place de manière
à recevoir le liquide.

Pendant la nuit les malades gardent entre leurs
cuisses un urinal de verre, qu'ils conservent ainsi
sans en être incommodés.

(1) Chirurgie de *Richter*, tome VI, pl. 1.

CHAPITRE XIII.

Hématurie.

78. L'HÉMATURIE idiopathique de la vessie est une maladie très-grave chez les vieillards. *Pinel* et *Reil* (1) disent que cette affection supplée assez ordinairement au flux hémorroïdal.

Nous avons déjà remarqué dans l'introduction de cet ouvrage, que les organes du bassin sont les plus disposés à s'affecter dans la vieillesse. On comprendra donc aisément que l'afflux du sang, qui est plus considérable pendant cette période de la vie vers ces organes que vers les autres, donne lieu à des hémorragies actives de la vessie. Ajoutons à cela que les hommes sont plus sujets aux hémorroïdes que les femmes, et les vieillards plus que les enfans.

M. *Richerand* (2) observe que dans l'âge de décadence les hémorragies actives ont lieu par les organes du bassin jusqu'à l'époque où les fluxions, se reportant vers la tête, donnent lieu à l'apoplexie. L'hématurie est donc généralement une suite de la dilatation des vaisseaux sanguins de la vessie; dilatation qu'on ne doit pas séparer de celle des vaisseaux de la prostate, que quelques auteurs ont re-

(1) *Hoffmann*, De hemorragia viarum urinarium; Hallæ, 1790. — *Junker*, De dysuria senili ex motibus hemorroïdalibus; Hallæ, 1743.
(2) Nosographie chirurgicale, tome IV, p. 103; 1803.

gardée comme la conséquence des hémorroïdes (1).

79. L'hématurie active paraît venir surtout des artères de la vessie; cependant l'ouverture des cadavres a prouvé que le sang est aussi fourni par les veines qu'on trouve variqueuses et gorgées de ce liquide, chez les sujets morts de la maladie dont nous parlons (2).

80. L'hématurie est souvent périodique, surtout lorsqu'elle remplace les hémorroïdes du rectum. On a vu cette affection se montrer régulièrement toutes les trois ou quatre semaines (3).

J'emprunte à *Chopart* l'observation suivante :

« Un homme de lettres, âgé de cinquante-trois ans, d'un tempérament bilieux, sujet depuis longtemps à un flux hémorroïdal très-modéré, et qui contribuait beaucoup au maintien d'une parfaite santé, fut atteint d'une suppression subite et spontanée de cette évacuation salutaire. Cette suppression fut suivie d'une hématurie accompagnée de douleurs aiguës dans la verge, qui cessèrent lorsque l'écoulement fut terminé. Deux mois après, retour de l'hématurie avec les mêmes symptômes. L'individu qui fait le sujet de cette observation,

---

(1) *Richter*, Traité de chirurgie, tome VI, § 309.

(2) *Morgagni*, de Sed. et causis morborum. —*Siebbern*, Recherches de la société chirurgicale de Copenhague. —*Schwertner*, dans la *Bibliothèque chirurgicale* de *Richter*, tom. V, pag. 552.

(3) *Chaumeton* l'a vue tous les mois, *Bull. des sciences méd.*

poursuit *Chopart*, a conservé long-temps cette incommodité, qui se montrait à des époques réglées. Il urinait d'abord beaucoup de sang pur sans douleurs; le fluide se coagulait en se déposant au fond du vase, après avoir coloré l'urine. Ayant mis en usage différens moyens curatifs sans succès, il finit par les abandonner tous, et laissa sagement agir la nature. Il jouit dès lors d'une santé heureuse, si on en excepte cette hémorragie vésicale. Chez cet homme de lettres comme chez la plupart de ceux dont j'ai parlé, les retours de l'hématurie étaient annoncés par un sentiment de pesanteur dans tous les membres, une tristesse sombre et un accès très-prononcé de mélancolie. Mais dès que l'écoulement bienfaiteur se montrait, ces symptômes disparaissaient, et le malade reprenait sa gaîté ordinaire. »

81. Le sang qui provient de la vessie est souvent mêlé à l'urine; d'autres fois il est pur; de là sa couleur tantôt claire, tantôt foncée; de là aussi sa fluidité ou sa consistance grumeleuse. Il est rare que la sortie de ce liquide ne soit pas accompagnée d'une violente douleur, de spasmes, d'angoisses, de défaillance, de sueurs froides, de refroidissement dans les membres, et de quelques accidens de ce genre. Il se place quelquefois à l'orifice de l'urètre de petits caillots qui rendent la sortie de l'urine très-difficile et peuvent même, dans certains cas, causer une véritable rétention de ce liquide.

Tartra (1) a décrit les phénomènes qu'il rencontra à l'ouverture d'un homme mort d'hématurie.

82. Le diagnostic de celle-ci n'est généralement pas difficile, lorsqu'il s'écoule une certaine quantité de sang ; mais si l'hémorragie est peu considérable, il n'est pas aisé de reconnaître cette affection, non plus que de distinguer le sang d'une urine très-foncée. La couleur rouge n'est d'ailleurs pas toujours, ainsi que l'observe *Desault*, un indice de l'hémorragie des reins, des uretères de la vessie ou de l'urètre. Cet auteur cite à ce sujet l'observation suivante de *Roux* : « Un homme rendait tous les matins des urines d'un rouge foncé, et exactement analogues à celles produites par des caillots de sang dans la vessie. Cependant aucun dépôt sanguin ne se formait au fond du vase. *Roux* consulté par cet homme soupçonna, d'après cela, une cause autre que le sang extravasé ; il apprit en effet que chaque soir ce malade soupait avec des betteraves rouges ; il lui conseilla l'usage des blanches, et dès lors, de rouge qu'elles étaient, les urines devinrent d'un jaune citron. » Il est rare cependant que ce dernier liquide teigne aussi bien le linge que le premier ; il se coagule moins que lui, lorsqu'on y verse de l'alcool.

Il faut une attention toute particulière pour reconnaître si l'hématurie provient des reins, des ure-

___

(1) Bulletin des sciences de la Société Philomatique, ann. VII, n. 22.

9

tères ou de la vessie : s'il existe une pierre dans celle-ci, si un instrument y a été introduit avec force, ou si elle a été blessée par toute autre violence extérieure, la source de l'hémorragie est bientôt découverte.

Les engorgemens variqueux de la vessie ne sont pas faciles à distinguer pendant la vie. *Van Der Haar* [1] dit les avoir reconnus une fois, à ce que l'introduction du cathéter faite avec les plus grandes précautions, fut suivie aussitôt d'une hémorragie considérable.

83. On ne confondra pas l'hématurie avec le stymatosis [2] ou hémorragie du pénis, parce que celle-ci a lieu sans contraction de la vessie, et que le sang découle goutte à goutte de la verge, qui est en outre le siége de douleurs très-vives, même dans son état de repos. Cette cruelle hémorragie est d'ailleurs très-rare, et je ne l'ai rencontrée que chez de jeunes libertins après des excès vénériens, mais jamais chez les vieillards.

84. On distingue l'hématurie idiopathique des hémorragies causées par la présence des calculs, 1° par l'absence des signes pathognomoniques qui décèlent la présence de ces derniers ; 2° par la rareté de ceux-ci dans le pays qu'habite le malade ; 3° parce que le

[1] Recueil d'observations à l'usage des pratic., tom. II, pag. 47.

[2] *Howman* Phil. transact., n° 329. — *Heberden* Commentarii, Francof., 1804, cap. x, pag. 363.

doigt introduit dans le rectum pendant l'hémorragie ne sent pas de corps durs dans la vessie ; 4° parce qu'un calcul jusqu'alors méconnu cause rarement tout-à-coup une hémorragie aussi considérable. Les pierres de moyenne et de petite dimension, qui présentent des aspérités et des pointes, sont ordinairement celles qui donnent lieu à un écoulement de sang. Lorsqu'un malade, après avoir gardé le repos pendant quelques jours, rend tout-à-coup du sang par l'urètre, on ne peut arrêter sa pensée sur l'existence d'un calcul ; car celui-ci, eût-il été méconnu jusqu'alors, ne détermine d'hémorragie que lorsque le malade s'est livré à un exercice corporel. Si le sujet a été affecté antérieurement d'hémorroïdes, il y a tout lieu de croire qu'une cause semblable donne lieu à l'hématurie. Cette dernière est-elle en outre accompagnée de tumeurs hémorroïdales à l'anus, le diagnostic est encore plus facile.

85. Indiquons maintenant les signes à l'aide desquels l'hémorragie des reins peut être distinguée de celle de la vessie.

1° Lorsque le sang provient de ceux-ci, il est rare que la région où ils sont situés ne soit pas le siége d'une douleur sourde ou lancinante.

2° Le sang qui découle des reins est ordinairement uni d'une manière très-intime avec l'urine, ce qui est rare lorsque l'hémorragie a sa source dans la vessie.

3° Dans la plupart des cas, une altération quelconque dans la sécrétion de l'urine précède l'hémorragie des reins.

4° Lorsque la maladie est due à la lésion de l'artère rénale, l'écoulement sanguin est beaucoup plus considérable que s'il provenait des artères de la vessie, dont le calibre est très-inférieur à celui de la première (1).

Les accidens qui accompagnent et suivent l'hématurie, varient beaucoup, suivant la quantité de sang qui s'est écoulé et en raison de la susceptibilité du sujet ; quelquefois la plus grande frayeur s'empare de celui-ci à la première apparition de la maladie, et cela sans que le sang s'écoule avec douleur ou en très-grande quantité. Un homme de quatre-vingts ans éprouva une telle angoisse au moment où il aperçut l'hémorragie, qu'il succomba à son saisissement.

Dans la plupart des cas, l'hématurie qui provient de la vessie elle-même est accompagnée du spasme vésical, comme nous l'avons dit § 12 ; le malade éprouve de la douleur, de l'angoisse, du malaise; il a des syncopes; une sueur froide découle de tout son corps. Dans les intervalles mêmes de l'hématurie, il ressent une ardeur douloureuse dans la région de la vessie. Enfin les veines engorgées et

(1) *Troja*, Lezioni, etc., tom. II, indique encore plusieurs signes pour distinguer dans cette circonstance le sang véritable des liquides qui en présenteraient l'apparence.

variqueuses (1) qui se trouvent au pourtour de l'orifice du col de la vessie, peuvent donner lieu à de graves rétentions d'urine, ainsi que les caillots qui se placent devant cet orifice ou qui s'engagent dans l'intérieur du canal.

86. Les causes de l'hématurie chez les hommes âgés et qui ont vécu au milieu des jouissances physiques de la vie, sont, en exceptant toujours les calculs et les violences extérieures : les tumeurs hémorroïdales, qui affaiblissent en même temps le rectum et la vessie ; toutes les causes des hémorroïdes elles-mêmes, savoir, les excès de table, une vie trop sédentaire, surtout lorsqu'elle est interrompue de temps en temps par de violens exercices corporels ; enfin la suppression d'une hémorragie habituelle. L'affection qui nous occupe peut encore être le résultat de fréquentes blennorragies, de l'ébranlement communiqué à la vessie par l'équitation ou par une voiture mal suspendue, d'un effort pour soulever un pesant fardeau, d'un échauffement causé par le vin (2).

Stahl rapporte à ce sujet l'observation suivante, qui paraît être en même temps un exemple d'hématurie succédanée du flux hémorroïdal.

(1) *Morgagni*, De sed. et causis morborum, lib. III.

(2) *Quarin* observe qu'à Vienne ce genre de maladie est plus commun de nos jours qu'il ne l'était jadis, bien que la consommation du vin ait beaucoup diminué dans cette capitale. *Animadversiones in diversos morbos*, pag. 259.

« Un homme âgé de soixante-trois ans, très-adonné à la boisson, ayant bu avec excès, au mois de juin, d'un vin d'Erfurth très-renommé, et ayant fait dans un état d'ivresse un chemin assez long en voiture, rendit sans douleurs, avec les urines, une grande quantité de sang; la quantité de ce liquide rendue dans l'espace de douze heures fut évaluée à une livre et demie.... Je regardai la maladie comme due à une rétrocession rhumatismale. Je soutins cet avis dans une consultation; il fut adopté, et on pratiqua une saignée à la suite de laquelle l'hématurie cessa, et un écoulement sanguin s'établit spontanément par les vaisseaux hémorroïdaux. »

La masturbation et les excès du coït peuvent causer l'hématurie en appelant continuellement une grande quantité de sang vers la vessie. Cette maladie peut être due à un purgatif drastique, surtout à l'aloès. Autrefois on croyait que l'usage des asperges, des ognons et de l'ail devait être rangé parmi les causes de l'hématurie.

Il est certain que les cantharides (1) prises à l'intérieur, et les vésicatoires (2), lorsqu'ils sont grands, qu'on en répète souvent l'application, surtout à la nuque, peuvent donner lieu à l'hématurie. Cette dernière circonstance est très-facile à expliquer; en

(1) *Plouquet* en cite des exemples dans les premiers supplémens de la quatrième partie de sa *Bibl. méd. prat.*

(2) Voyez mon ouvrage *De morbis vasorum absorbentium;* Francof., ad M. 1795, § xxxix, pag. 64.

effét, les cantharides absorbées dans le lieu que nous venons d'indiquer, n'ont qu'un court trajet à parcourir pour arriver au canal thorachique ; tandis que le vésicatoire ayant son siége sur les pieds, cette poudre animale n'est versée dans le torrent de la circulation qu'après avoir parcouru les vaisseaux lymphatiques des membres inférieurs, du bassin et du canal intestinal, où elle se trouve mélangée à la lymphe, au chyle, et à la sérosité, qui diminuent considérablement son influence sur les voies urinaires.

L'hématurie provient souvent d'un ulcère ou d'une excroissance fongueuse de la vessie (1), de l'induration de la prostate, des vices de conformation du foie (2), des affections bilieuses (3), d'une répercussion de la gale (4).

L'hématurie accompagne quelquefois le scorbut et les fièvres malignes. *Reil* (5) a vu régner épidémiquement cette affection, qui constituait alors une maladie inflammatoire et se montrait seulement chez les jeunes gens.

87. L'hématurie est une affection grave dans la

(1) Observations méd. de *Cappel*, tirées des *Novis actis nat. cur*., pag. 131 ; Goett., 1799.

(2) *Schenk*, Obs. lib. III, sect. 11 ; obs., 256.

(3) *J. P. Frank*, Des maladies bilieuses anomales ; Francf., 1797, pag. 300.

(4) *Morgagni*, De sed. et causis morb., epist. xii, art. 5.

(5) Traité des fièvres, tom. III, pag. 115.

jeunesse (1), et à plus forte raison dans un âge avancé, surtout lorsqu'elle se trouve jointe à une fièvre. Elle récidive en outre avec beaucoup de facilité.

Krzovitz explique ainsi cette circonstance : « Les » vaisseaux de la vessie, ayant été une fois disten- » dus, et se trouvant baignés continuellement par » une urine chaude, sont plus disposés à se laisser » distendre derechef par de nouvelles causes. »

Sans refuser à cette théorie ce qu'elle a d'ingé- nieux et de vrai, je pense qu'il ne faut pas y atta- cher toute l'importance que son auteur a voulu lui donner.

L'hématurie est dangereuse lorsqu'elle est due à un ulcère de la vessie et lorsque cette affection suc- cède à des hémorroïdes très-considérables; elle est assez fréquemment suivie, chez les vieillards, d'une attaque d'apoplexie, ou d'un épuisement mortel de forces.

L'hématurie peut aussi donner lieu à une ré- tention d'urine qui fait succomber le malade.

88. Le traitement de l'hémorragie vésicale varie beaucoup selon les causes de cette affection et les circonstances qui l'accompagnent.

Lorsqu'un ulcère de la vessie a déterminé l'hé- maturie, il faut avoir recours au traitement que

____

(1) *Bruckmann* prétend que l'hémorragie n'est jamais dangereuse chez les jeunes gens.

nous avons indiqué § 31. La maladie est-elle due à une congestion sanguine vers la vessie, il faut appliquer six à huit sangsues au périnée, des cataplasmes émolliens sur le même endroit, et faire administrer quelques lavemens rafraîchissans. Il est rare qu'une saignée générale soit indiquée dans cette circonstance chez les vieillards. Toutefois chez un malade pléthorique on pourrait pratiquer une saignée du pied lorsque aucune raison particulière ne la contr'indiquerait. *D. Raymond* (1) rapporte deux cas d'hématurie dont on obtint la guérison par des émissions sanguines.

Lorsque d'anciennes hémorroïdes (2) ou d'autres évacuations sanguines ont été supprimées, je prescris des applications de sangsues au périnée. *Quarin* guérit très-promptement un malade au moyen de fumigations dirigées sur l'anus, tandis qu'il couvrait le périnée et l'hypogastre de topiques très-froids.

Il faut combattre le spasme vésical qui accompagne l'hématurie par les moyens dont nous avons parlé § 18, et surtout par l'administration du laudanum liquide de *Sydenham* joint à l'eau de fleurs d'orange; lorsque des flatuosités se joignent aux spasmes, la

______

(1) Des maladies qu'il est dangereux de guérir; Paris, 1808, nouv. édition, par *Swandy*, pag. 249.

(2) On peut consulter avec avantage à ce sujet les excellentes observations qu'*Hildebrandt* a consignées dans son *Traité des hémorroïdes aveugles*, Erlangen, 1795; et l'ouvrage de *Conradi* sur cette affection, Marburg, 1804.

liqueur d'*Hoffmann*, l'esprit de nitre dulcifié, le naphte de vitriol ou de vinaigre, et l'infusion de millefeuilles ou de camomille romaine, sont indiqués.

Si le malade avait pris un purgatif drastique, il devrait boire beaucoup de lait, et des tisanes douces, mucilagineuses en grande quantité ; la décoction de sagou, de salep, de tapioca ; la dissolution de gomme arabique ou de gomme adragante, etc., etc.

La maladie provient-elle d'une affection bilieuse, il est bon d'administrer quelques laxatifs, comme le dit *Finke* en citant deux exemples de guérison ; il faudrait donner, surtout dans ce cas, la manne ou les purgatifs salins. Je ne craindrais même pas d'administrer l'émétique, lorsque ce moyen me paraîtrait indiqué ; j'ai guéri sur-le-champ, par son secours, une hémoptysie qui s'était reproduite deux fois d'une manière différente (1).

Lorsque des cantharides, ou tout autre stimulant de cette nature, ont déterminé l'hématurie, je fais encore prendre au malade une grande quantité de boissons mucilagineuses, la tisane d'orge, de gruau, le lait d'amandes, avec addition de camphre, ou un mélange de lait et d'eau de chaux. *Darwin* vante beaucoup les coquilles d'œufs pulvérisées.

(1) *Cabanis* dit avec beaucoup de justesse dans ses observations sur les affections catarrhales : *On ne peut pas confondre le crachement de sang qui se guérit par des vomitifs, avec celui qui demande d'amples et promptes saignées.*

Si la maladie est survenue à la suite d'un coup ou d'une chute, il faut recourir à la décoction d'arnica; moyen qu'on emploierait également si des caillots de sang se montraient dans l'urine.

Dans tous les cas il convient de donner beaucoup de boissons douces, mucilagineuses; de faire suivre au malade une diète lactée; de lui faire prendre l'eau de *Seltz*, des alimens doux. Les fomentations sur l'hypogastre et sur le périnée, les demi-bains tièdes et les lavemens émolliens ne doivent pas être négligés. On donne en outre de légères doses d'ipécacuanha; le ventre sera tenu libre, au moyen des laxatifs dont nous avons déjà parlé.

Le malade devra habiter une chambre fraîche, ne pas porter de vêtement trop chaud, avoir soin de se coucher sur le côté et non sur le dos, et éviter les plaisirs de l'amour.

Pemberton (1) recommande la térébenthine à petite dose, comme très-efficace pour prévenir les hémorragies des voies urinaires.

Un moyen empirique, qui jouit d'une grande réputation pour guérir les hématuries, est la décoction de vieilles orties; celle de feuilles de pêcher a reçu aussi de grands éloges (2). On conseille également l'uva-ursi et la feuille de digitale en teinture (3). *Vogler* recommande sa *poudre antacide;*

(1) On various; diseases third edit. London, 1814, ch. vii, p. 98.
(2) Medical facts and observ., vol. VIII.
(3) Je l'ai employé en substance avec le sucre de lait.

Theden, des topiques froids sur l'hypogastre ; *Dar-win*, des demi-bains froids ; *Werloff*, des injections froides dans la vessie. *Pinel* (1) insiste beaucoup sur l'usage de l'eau froide pure ou légèrement acidulée, snrtout lorsque l'hématurie est passive.

Moricheau-Beaupré (2) conseille, outre les bois-sons à la glace, de mouiller le scrotum avec de l'eau froide, d'appliquer la glace sur le sacrum, le bas-ventre et le périnée. Enfin, on est allé jusqu'à pro-poser d'enivrer le malade avec du vin (3).

89. S'il existait une rétention d'urine, et qu'on l'attribuât à la présence de caillots qui fermeraient l'orifice du col de la vessie, on chercherait à déplacer ceux-ci avec le cathéter et à les entraîner au dehors en injectant dans la poche urinaire une décoction de racine de guimauve ou de graine de lin, etc. Il est rare que cette espèce de rétention d'urine soit assez opiniâtre pour nécessiter la ponction de la vessie.

Lorsque l'hématurie accompagne le typhus, j'ai recours à l'acide sulfurique, administré dans le jus de framboises ou de mûres, ou à l'élixir acide de *Dippel* ; peut-être le vinaigre ordinaire est-il ce qu'on peut employer de mieux.

L'écoulement du sang étant arrêté, on s'occupe des moyens de prévenir la récidive : le malade s'ab-stiendra, dans ce but, de l'équitation ; il évitera de

(1) Nosographie philosophique.
(2) Des effets et des propriétés du froid; Paris, 1817, pag. 309.
(3) London medical journal, tom. IV, pag. 284.

voyager dans une voiture mal suspendue; il ne se livrera à aucun exercice violent; il éloignera de lui tout ce qui pourrait l'émouvoir trop vivement (1); s'il a besoin de réparer ses forces, le quinquina et toutes ses préparations, les martiaux, l'*uva-ursi* et le simarouba lui offriront des secours efficaces. *Stark* conseille les injections d'eau de veau, ou d'eau de *Pyrmont*.

Gooch (2) rapporte un fait remarquable, dans lequel des pilules, composées de cinq grains d'opium, d'eau de menthe poivrée et d'eau de cannelle, guérirent radicalement la maladie.

En Angleterre on fait un grand usage contre cette affection, de la pâte du docteur *Ward*.

(1) Un cas rapporté par *Marcus* démontre la fatale influence de la peur sur les malades affectés d'hématurie. *Examen du système de Brown*; Weimar, 1799, pag. 60.

(2) Medical magasin, 1774, febr.

CHAPITRE XIV.

Inflammation de la prostate. (1).

90. **Cette** affection s'annonce par une pesanteur et une chaleur extraordinaire vers la partie qui en est le siége; à ces symptômes se joint bientôt une douleur pulsative, continue, qui augmente à la moindre pression exercée sur le périnée, et lorsque le malade va à la selle. C'est surtout la tuméfaction du lobe moyen de la prostate, découvert par *Home* (2), qui dans l'inflammation de la glande rétrécit le col de la vessie. Le malade ressent un besoin pressant d'uriner qu'il ne peut satisfaire sans de vives douleurs; celles-ci sont accompagnées d'efforts pour aller à la selle, le malade éprouvant dans le rectum la sensation que détermine la présence d'un corps étranger. Le pouls est fébrile. *Bosquillon* observe que souvent la maladie dont nous parlons réagit sur le canal intestinal, et donne lieu dans quelques cas à des accès de fièvre. Voici ses propres paroles : « J'ai vu des malades chez lesquels la moindre irritation

(1) *Bosquillon* a présenté dans sa traduction des *Maladies vénér.* de *Bell*, quelques considérations intéressantes sur les affections de la prostate; nous aurons occasion d'en reproduire quelques-unes dans la suite de ce chapitre.

(2) Voyez la description qu'en a donnée cet auteur dans les *Philosophical transactions* de l'année 1806.

de la prostate, produite par des causes externes, a déterminé des accès de fièvre absolument semblables à ceux des fièvres intermittentes. »

91. Le diagnostic de l'inflammation de la prostate n'est généralement pas difficile ; on sent par le rectum la tumeur formée par cette glande. Plus le malade fait d'efforts pour uriner, et moins il sort d'urine, parce que la prostate se trouve alors comprimée. On ne peut essayer de sonder le malade sans qu'il n'éprouve des douleurs atroces, qui sont portées quelquefois à un degré tel, que le médecin doit renoncer au cathétérisme.

92. Les causes de l'inflammation de la prostate chez les vieillards sont l'introduction non méthodique de sondes ou de bougies, les violences extérieures, les blennorragies, la masturbation dans la jeunesse, une métastase quelconque, la présence de tumeurs hémorroïdales, un refroidissement, un exercice violent à cheval, l'abus d'alimens chauds et de boissons fortes, et les excès vénériens.

Le célèbre médecin *Fothergill* était affecté d'ulcères de la prostate et succomba à cette maladie. On voit dans le *Treatise on the veneral Disease* de *Hunter*, une planche où se trouve représentée la prostate engorgée de *Fothergill*. *Home* assure que cette glande n'a été dessinée que de mémoire.

93. Le traitement de l'inflammation de la prostate se compose en grande partie des moyens que

nous avons indiqués contre la cystite; mais il faut insister ici sur les applications de nombreuses sangsues au périnée, surtout lorsque les forces du malade ne permettent pas la saignée du pied. Il est souvent très-difficile de remédier par le cathétérisme à la rétention d'urine qui accompagne ordinairement l'inflammation de la prostate. Toute la prudence et toute l'habileté du chirurgien le plus exercé ne suffisent souvent pas pour vaincre l'obstacle qu'oppose à l'instrument l'engorgement de cette glande : l'urètre n'est pas seulement rétréci par cet engorgement, il offre encore des courbures qui sont dues à ce que l'inflammation inégalement répartie sur les différens points de la prostate, fait saillir celle-ci davantage d'un côté que de l'autre. *Baillie* et *Home* nous offrent dans leurs belles planches des exemples de cette disposition (¹). Le malade doit prendre des bains généraux et locaux, des lavemens émolliens; il faut lui appliquer des cataplasmes de farine de graine de lin sur le périnée, et prescrire l'usage intérieur du calomel et du suc de pavots. Lorsque je soupçonne l'existence de la syphilis, j'ordonne les frictions d'onguent mercuriel sur le périnée ou à la partie interne des cuisses, et je fais prendre le calomel à hautes doses. Si malgré tous ces moyens on ne peut introduire le cathéter sans courir le risque de transpercer la prostate ou d'augmenter l'inflam-

____

(¹) Engravings, fasciculus VIII, plat. 3, fig. 1.

mation, il faut se résoudre à faire la ponction au-
dessus du pubis, et cela d'autant que la maladie
dont nous parlons, est ordinairement de courte
durée (1). Cette opération contribue d'ailleurs dou-
blement à diminuer l'inflammation, en préservant le
col de la vessie de l'irritation produite par le cathéter, et de la pression exercée par l'accumulation
des urines.

L'inflammation de la prostate se termine ordinairement, au bout de huit ou neuf jours, par résolution, quelquefois par suppuration, et rarement par
gangrène.

(1) Le père de Gilibert mourut entre les mains d'un chirurgien qui,
ayant forcé l'introduction de la sonde, détermina par cette violence
la suppuration de la prostate. *Observations pratiques*; Leips., 1792.

CHAPITRE XV.

Suppuration et ulcères de la prostate (1).

94. La suppuration de la prostate, ou plutôt celle de l'enveloppe celluleuse de cette glande (car il est rare que son parenchyme lui-même en soit affecté), cette suppuration se montre ordinairement lorsque l'inflammation est dissipée. On ne remarque alors aucune augmentation dans le volume de la prostate, ainsi que je m'en suis convaincu par de nombreuses observations (2). D'ailleurs, le pus lui-même ne présentant ici aucune qualité particulière, l'affection dont nous parlons rentre dans la classe des abcès ordinaires. Les signes de la suppuration de la prostate sont : l'inflammation précédente, dont la disparition a été accompagnée de frissons et d'une douleur brûlante dans le gland, et la persévérance de la rétention d'urine. Le pus se fait rarement jour au dehors, par le périnée, par le scrotum ou par les cuisses ; il s'écoule plus ordinairement dans l'urètre

(1) *J. Baader* a vu un abcès énorme de la prostate. Voy. *Observ. medicæ*, obs. 27.

Le *Thesaurus dissert.* de *Sandifort*, page 73, renferme l'histoire d'un homme de 60 ans qui fut affecté d'abcès de la prostate à la suite d'une maladie vénérienne.

On abces of the prostate gland, *Ev. Home*, vol. I, ch. ix; et On ulcers of the prostate gland, ch. x, pl. 12.

(2) *Voy.* la 13e planche de *Home*.

ou dans la vessie, d'où il sort avec l'urine et un peu de sang, en donnant lieu à des accidens très-graves. Il peut arriver aussi que l'abcès s'ouvre dans le rectum.

95. Le traitement se compose encore ici des mêmes moyens que nous avons indiqués contre les ulcères de la vessie. Il faut, en outre, se hâter, dès que la prostate n'est plus tuméfiée, d'introduire une algalie dans l'urètre pour préserver la surface ulcérée du contact de l'urine, et diminuer l'âcreté de cette dernière en faisant deux ou trois fois par jour des injections mucilagineuses dans la vessie. *Home* conseille de placer dans le rectum un suppositoire composé d'extrait de ciguë et d'opium, d'administrer au malade les préparations de jusquiame, la poudre de *Dower*, et de lui faire prendre des demi-bains d'eau salée et des boissons mucilagineuses. Il convient encore de donner le mercure dans tous les cas. L'observation publiée récemment par *Dorndorff* [1] prouve que la suppuration de la prostate peut être facilement guérie chez les jeunes gens.

Home a fait une maladie particulière de l'inflammation du *veru montanum*, comme on peut le voir dans le chap. VIII de son ouvrage sur les maladies de la prostate. Cette inflammation douloureuse et difficile à guérir, reconnaît pour causes les injections astringentes qu'on emploie dans le traite-

---

[1] Journal de l'Oder, tom. I, pag. 431.

ment de la blennorrhagie, l'éjaculation de la semence pendant l'équitation, des érections prolongées, et la tuméfaction du lobe moyen de la prostate.

Les suppositoires et les lavemens narcotiques, les vésicatoires et les topiques froids sur le périnée, soulagent le malade, du moins pendant quelque temps.

CHAPITRE XVI.

Engorgement squirrheux de la prostate [1].

96. CETTE maladie, qu'on rencontre rarement dans la jeunesse, peut être considérée, en quelque façon, comme propre aux vieillards, chez lesquels elle est assez commune. On pourrait la nommer, sous le point de vue de l'inflammation : *Engorgement chronique et froid de la prostate.* Nous devons à *Baillie* les détails les plus exacts que nous possédions sur la nature de cette affection [2].

[1] *J.-D. Herholdt,* sur les engorgemens de la prostate, dans la *Bibliothèque médicale* d'Arnemann, tom. II, pag. 101.

Desault, Traité des maladies des voies urin., publié par *X. Bichat.*
E. Home, vol. I, pag. 18.

Ansiaux fils, Rétention d'urine par un engorgement squirrheux de la prostate, avec gonflement de la luette vésicale; Liége, 1816, page 162.

[2] «La glande prostate, dit cet auteur, est plus souvent affectée de squirrhe que d'aucune autre maladie. On sait que sa grosseur naturelle égale ordinairement celle d'un marron; mais, lorsqu'elle est affectée de squirrhe, elle acquiert le volume du poing. Cette augmentation de volume n'en change pas la texture extérieurement; mais, en l'incisant, on voit intérieurement une substance ferme, d'une couleur brune-blanchâtre, divisée par des cloisons membraneuses fortes, et qui la traversent en différentes directions; on voit enfin les caractères propres et constans du squirrhe dans toutes les parties du corps. La cavité de la prostate devient plus profonde en raison de l'accroissement de ses parois et de la glande même, et l'extrémité postérieure fait saillie dans la vessie, et obstrue le passage de l'urine par l'urètre. *Anat. pathol.,* trad. de *Ferall,* chap. xviii, sect. iii. »

La prostate, qui dans son état naturel présente à peu près le volume d'une noix, peut atteindre, sous l'influence d'un grand nombre de causes, celui du poing ou d'un œuf d'oie, et peser jusqu'à neuf onces (1). *Bartholin* (2) dit même qu'il a vu une prostate dont le volume égalait celui d'une tête d'homme. Lorsque la saillie postérieure dont parle *Baillie* (3) est très-considérable, il est quelquefois impossible d'introduire un instrument dans la vessie. Si dans ce cas on a recours à la violence, on s'expose à faire de fausses routes. On a vu le cathéter transpercer la prostate sans qu'il en résultât aucun accident (4); mais ces cas où la vie du malade a été sauvée par des moyens dangereux sont très-rares. *Home* a consigné dans une de ses planches (5), les funestes effets qu'une sonde mal dirigée peut produire sur le col de la vessie. Quelquefois cet instrument creuse devant le lobe moyen de la prostate une espèce de cul-de-sac, qui, semblable à une valvule, ne permet pas de pénétrer plus avant. D'autres fois, la partie de la prostate squirrheuse, qui fait saillie dans la vessie (6), se présente comme une masse polypeuse, portée sur

(1) *Ed. Ford*, Physical and medical Journal; March., 1802.

(2) Hist. cent. I, hist. 1.

(3) *Voy.* plus haut le passage de cet auteur.

(4) *Home* et *Baillie* en ont rencontré des exemples.

(5) Vol. II, plat. 6.

(6) *Frank* a vu cette partie offrir à elle seule le volume d'un œuf d'oie. *De curand. homin. morb.*, lib. V, 1794, pag. 204.

un pédicule. Dans quelques circonstances, la substance de la prostate est d'une consistance cartilagineuse (1) et même osseuse (2); elle est souvent blanche et comme tendineuse dans plusieurs endroits, et noire dans les autres.

L'augmentation progressive du volume de la prostate ne change pas seulement la forme extérieure de celle-ci, elle produit encore la courbure et la distorsion de la partie de l'urètre qui traverse cette glande, circonstance qui ajoute à la difficulté d'uriner et à celle d'introduire la sonde dans la vessie. Ce point du canal peut alors devenir le siége d'une sécrétion purulente; mais ce cas est assez rare. Une portion de la prostate est quelquefois détruite par la suppuration.

Il s'établit souvent des communications fistuleuses entre la prostate squirrheuse et le rectum. L'épaississement des parois de la vessie peut encore être le résultat des efforts que le malade est obligé de faire pour uriner (75).

97. La prostate affectée de squirrhe peut s'enflammer et donner lieu à tous les accidens que nous avons énumérés en parlant de la cystite; accidens qui ne tardent pas ici à faire succomber le malade.

98. On reconnaît surtout l'engorgement squirrheux de la prostate aux signes que nous avons in-

(1) *Morgagni*, De sed. et caûs. morb., epist. xli, 13.
(2) Philosophical transactions, vol. XXV, n. 3o8.

diqués, § 96, pour le diagnostic de son engorgement inflammatoire; mais celui-ci diffère du premier, par la douleur qu'il fait éprouver quand on touche la partie malade, par la fièvre et les envies fréquentes et inutiles d'uriner qui l'accompagnent; enfin, parce que la dysurie survient ici tout-à-coup, tandis que dans le squirrhe ses progrès sont presque insensibles; aussi n'est-elle ordinairement frappante que dans un âge avancé.

99. Le squirrhe de la prostate se distingue d'une affection calculeuse, 1° en ce que la tumeur qu'il forme, conserve la même situation dans toutes les positions du corps (1); 2° en ce que son volume reste stationnaire pendant des mois et des années; 3° en ce que le malade n'éprouve pas de prurit dans l'urètre et dans le gland; 4° en ce qu'il ne ressent que peu de temps avant la rétention de l'urine les douleurs qui avertissent de la présence d'un calcul. Toutefois, les signes du squirrhe de la prostate sont assez obscurs dans quelques circonstances, et l'on a trouvé cette maladie sur les cadavres de plusieurs personnes traitées pendant leur vie comme atteintes d'affection calculeuse. Il est cependant rare qu'un médecin puisse conserver de l'incertitude à cet égard, lorsqu'il joint à une observation minutieuse et réfléchie des symptômes, la connaissance exacte

____

(1) L'état de distension ou de relâchement de la vessie ne change point les rapports de la tumeur squirrheuse, comme on peut s'en convaincre en portant le doigt dans le rectum.

des organes qui sont le siége du mal. Le meilleur moyen d'apprécier l'état de la prostate est, comme l'observe *Girtanner* (1), d'introduire le doigt indicateur dans le rectum.

100. *Larbaud* admet l'hérédité de l'affection qui nous occupe (2). Ses causes éloignées les plus ordinaires sont, après les hémorroïdes, la syphilis, et l'équitation trop fréquente ou trop prolongée.

Le squirrhe de la prostate se rencontre surtout chez les vieillards qui, dans le cours de leur vie, ont eu des blennorrhagies virulentes, jointes à la tuméfaction de cette glande ; il est rare, en effet, que celle-ci soit alors l'objet d'un traitement particulier, sans lequel elle revient difficilement à son volume naturel, et ce léger engorgement, que laisse après elle la blennorrhagie, devient aisément squirrheux lorsque le malade se livre à des exercices tels que celui de l'équitation (3), etc.

Une métastase goutteuse peut, sans le concours d'une affection vénérienne, donner lieu à l'engorgement chronique de la prostate ; on en trouve des exemples dans les ouvrages de *Sinn*, de *Desault*, de *Wichmann* et de *Lieutaud* ; ce dernier dit qu'il a toujours trouvé cette glande légèrement engorgée

(1) Traité de la maladie vénérienne ; Goëtt., 1797, ch. xvi.

(2) Ce médecin a connu une famille dont les individus mâles en étaient atteints dès l'âge de vingt ans.

(3) Cette maladie est commune chez les vieux cavaliers.

sur les cadavres des sujets arthritiques. Cette affection peut être due aux hémorroïdes. *Richter* la considère, dans la plupart des cas, comme le résultat
d'une affection scrophuleuse. Les petits calculs qu'on
rencontre quelquefois dans la prostate peuvent aussi
occasionner sa tuméfaction ; *Baillie* (1) donne la
copie d'un de ces calculs. Les rétrécissemens de
l'urètre sont encore, dans quelques cas, la cause
de cet engorgement (2).

101. On obtient, il est vrai, chez de jeunes sujets la guérison de l'engorgement squirrheux de la
prostate, mais cette affection est toujours si grave
chez les vieillards, que, dans la plupart des cas, le
traitement le mieux dirigé ne peut qu'en pallier
les symptômes.

Lorsque la prostate, depuis long-temps engorgée,
offre une consistance cartilagineuse, on ne peut
plus espérer le moindre succès, et j'ai vu plus d'une
fois échouer, dans cette circonstance, les efforts des
plus habiles praticiens.

Il est cependant un fait bien consolant, et qui
repose sur une expérience journalière, c'est que
la maladie dont nous parlons n'est que la conséquence d'un développement plus considérable
de la prostate, et qu'on ne doit pas y voir l'effet
d'une de ces diathèses morbides spéciales, dont

(1) Fasciculus VIII, plat. II, fig. 2.
(2) *Home*, vol. I, ch. IV, pag. 122.

l'ignorance a surchargé jusqu'ici l'histoire des maladies.

Lorsque le lobe moyen de la prostate s'engorge, il s'avance comme un mamelon dans la cavité de la vessie, pousse devant lui la membrane interne de cet organe, et lui fait éprouver une distension plus ou moins considérable. A mesure que la tumeur augmente, elle perd sa forme mamelonée, s'élargit des deux côtés, et forme un replis transversal, en attirant devant elle la membrane qui recouvre les deux lobes latéraux également engorgés. Ce repli, semblable à une valvule placée à l'entrée de l'urètre, s'oppose à la sortie de l'urine, surtout quand le malade redouble d'efforts pour chasser ce liquide; celui-ci ne peut jamais sortir entièrement, et sa rétention finit par devenir complète.

Il suffit même de l'augmentation de volume du lobe moyen de la glande pour empêcher tout-à-fait l'écoulement de l'urine.

L'engorgement de la prostate n'est quelquefois qu'un symptôme du rétrécissement de l'urètre, et disparaît avec lui.

Il résulte des observations d'*Ever. Home* (1), que l'engorgement du lobe gauche est plus fréquent et plus considérable que celui du droit. Le premier exerce alors sur le rectum une pression qui rend difficile l'excrétion des matières fécales, et lors

____

(1) Planch. VI, X, XI et XII.

même que cette excrétion a eu lieu, le malade en éprouve encore le besoin. On peut remédier jusqu'à un certain point à cet accident par les suppositoires d'extrait de ciguë et d'opium, les lavemens d'eau chaude et les demi-bains tièdes.

Lorsque les lobes moyen et gauche sont considérablement tuméfiés, et que leur surface est ulcérée, le malade éprouve une vive douleur pour rendre son urine. La prostate engorgée sécrète une matière dont la quantité égale souvent celle de ce liquide. Cette matière est d'une telle viscosité qu'elle forme quelquefois des fils de deux pieds de longueur; elle exhale une odeur très-fétide et tombe bientôt en putréfaction.

Il est rare que le lobe droit de la prostate se tuméfie assez pour faire saillie dans la vessie. *Home* en a vu cependant deux exemples. Avant d'introduire le cathéter, il est important qu'on examine avec soin quelle est la partie de la glande qui se trouve surtout engorgée.

102. Le traitement de la tuméfaction et de l'engorgement squirrheux de la prostate est quelquefois symptomatique, c'est-à-dire dirigé contre les accidens qui résultent de cette affection; dans d'autres circonstances, il tend à la détruire elle-même. Dans le premier cas, il faut s'attacher surtout à combattre la rétention d'urine. Ainsi l'on doit d'abord recourir au cathéter; cet instrument est introduit avec d'au-

tant plus de facilité que la tuméfaction est plus également réparti sur tous les points de la prostate. Il faut toujours essayer, au moyen de légers mouvemens de rotation, de faire pénétrer dans la vessie une sonde très-fine; celle-ci sera d'argent ou de gomme élastique, selon que l'obstacle présentera de la dureté ou rendra le canal sinueux (1). Le médecin se conduit du reste ici comme à l'égard du rétrécissement de l'urètre (2). (*Voy.* 122.)

Il est nécessaire, dans la plupart des cas, pour réitérer l'introduction de la sonde de gomme élastique, de donner à celle-ci la courbure de la partie du canal qui se trouve divisée par la prostate. Bien qu'on ait sauvé, dans un cas, les jours du malade en perforant accidentellement cette glande, sa lésion est généralement trop grave pour permettre de recourir à ce moyen.

On peut faire usage du laudanum pour calmer les douleurs causées par le cathétérisme; en général il est bon d'administrer un lavement légèrement narcotique afin de procurer au malade quelque repos, du moins pendant la nuit.

(1) Dans ce dernier cas il faut retirer le stilet de la sonde de gomme élastique.

(2) *Home* rapporte quatre observations relatives à des vieillards de 60, 70, 72 et 74 ans, qui furent guéris radicalement par l'usage méthodique de la sonde. Le même auteur conseille de recourir, selon les circonstances, aux saignées générales et aux topiques froids, d'éviter le vinaigre et les autres acides, parce qu'ils réagissent quelquefois sur la vessie au moment où on les introduit dans l'estomac.

Lorsque l'urine ne peut être évacuée par la sonde, il faut se hâter de pratiquer la ponction hypogastrique, sans attendre que le malade ait perdu toutes ses forces.

De tous les moyens qui servent à combattre l'engorgement chronique de la prostate, les frictions sur le périnée méritent jusqu'ici la préférence. Il est bon de faire ces dernières avec un liniment volatil, ou avec l'onguent mercuriel (1); de couvrir la même partie avec des emplâtres de savon et de gomme ammoniaque, et d'y pratiquer des lotions avec une lessive de cendres. L'application d'un vésicatoire au périnée, et l'établissement d'un séton sur ce point, sont deux moyens dont on s'est servi avec succès dans le but d'augmenter l'action des vaisseaux absorbans. Il faudrait, comme le conseille *Barthez*, essayer, chez les vieillards sanguins, l'application de douze sangsues sur la même partie.

Les bains tièdes ne sont avantageux qu'au commencement de la maladie; plus tard, ils sont même nuisibles. Quant aux bains froids de mer, ils ne conviennent qu'aux sujets faibles, scrophuleux, mais nullement aux vieillards d'un tempérament pléthorique. Il est presque inutile de dire que les malades doivent se soumettre à une vie régulière,

______

(1) Je n'ignore pas que *Heberden* a dit : « Les préparations mercu-» rielles sont nuisibles, dans le traitement du squirrhe de la prostate. » *Commentarii de morborum historia;* Francof., 1804.

éviter toute espèce d'échauffement, et ce qui pourrait leur causer des émotions trop vives.

Les sels d'iode seraient encore indiqués ici, surtout chez les sujets scrophuleux.

Il est quelquefois avantageux de prescrire les préparations de ciguë à l'intérieur. La décoction de cette plante, unie au quinquina, est l'unique moyen dans lequel *Heberden* eut encore quelque confiance. *Valentin* (1) a employé avec succès, en Amérique, l'extrait de ciguë; quelques praticiens donnent encore beaucoup d'éloges à la décoction des racines de garou, aux plantes anti-scorbutiques et aux préparations mercurielles.

L'uva-ursi peut réussir dans le cas où la suppuration s'est emparée de la prostate. *Molinari* (2) administrait dans ce cas l'eau de chaux et l'écorce du Pérou.

Lorsque tous ces moyens échouent, on peut, en dernier ressort, recourir à l'opération conseillée par *Vasalva* : je veux dire à la boutonnière; j'ai vu un cas où elle soulagea passablement le malade; cependant cette opération, qui réussit souvent chez les jeunes sujets, est loin d'offrir les mêmes chances de succès chez les vieillards.

(1) Medical repository; New-Yorck, 6° partie.
(2) Nouveaux actes des curieux de la nature; appendice, tom. III.

CHAPITRE XVII.

État scrophuleux de la prostate.

103. *BAILLIE* (1) a trouvé, en incisant la prostate, la même matière blanche et caillée qu'on rencontre dans une glande lymphatique scrophuleuse. La compression faisait sortir des canaux excréteurs de la première un pus de mauvaise nature. Dans cette circonstance, la prostate ramollie se laisse aisément traverser par le cathéter, lorsque cet instrument est introduit avec force.

Burggrav (2) voulait sans doute parler de l'engorgement serophuleux de la prostate lorsqu'il la décrivait *remplie d'une matière sébacée.*

Howship a trouvé quelquefois une espèce d'excroissance fongueuse de la prostate douée d'une très-grande irritabilité, saignant sous l'influence de la moindre cause, et qui se prolongeait dans la cavité de la vessie.

(1) *Voy.* ses Engravings, fasc. VIII, plat. II, fig. I.
(2) Epistolarum ad Hallerum scriptarum, n. XI.

CHAPITRE XVIII.

Dilatation des canaux excréteurs de la prostate.

104. *BAILLIE* a vu la dilatation des canaux excréteurs de la prostate accompagner celle de la partie infundibuliforme de l'urètre qui traverse cette glande. Ces canaux, qui dans leur état naturel sont presque capillaires, présentent quelquefois le volume d'une plume de corbeau. Leur dilatation diminue la capacité, déjà peu considérable, de l'urètre et devient un obstacle au cours de l'urine. Les canaux excréteurs de la prostate paraissent s'élargir par suite de la constriction de leurs orifices. Dans ce cas, l'urine coule en plus petite quantité, quelquefois même sa rétention est complète; ce liquide accumulé dans la partie de l'urètre dont nous venons de parler et dans la vessie, les distend et détermine l'épaississement des parois de ce dernier organe, en excitant sa contractilité. Ainsi l'oblitération de l'urètre et l'épaississement de la vessie compliquent la dilatation des canaux de la prostate.

Le retour de ceux-ci à leur volume naturel peut accompagner la détumescence de la glande.

CHAPITRE XIX.

Suppuration des glandes de Cowper.

105. *BERTRANDI* (1), et plus tard *Monteggia* (2) et *Platner* (3) avaient seulement indiqué la suppuration propre des glandes de Cowper, lorsque *C. A. Haas* (4) nous en donna une excellente monographie, accompagnée de planches coloriées.

L'inflammation et la suppuration qui en est la suite peuvent s'emparer des deux glandes ou d'une seulement; il en résulte un abcès dont le pus s'écoule par l'urètre, ou s'accumule sous les tégumens externes de ce canal et sous les muscles bulbo-caverneux.

Lorsque les deux glandes de Cowper suppurent, la collection purulente, qui paraît une au dehors, se trouve divisée en dedans par le bulbe de l'urètre, ce qui nécessite une double incision pour donner issue au liquide. Si la maladie fait encore des progrès il se forme deux nouveaux abcès, l'un à la partie antérieure du muscle transverse du périnée, et l'autre à sa partie postérieure. Il faut donc,

(1) Oper. chir., tom. VI, pag. 233.

(2) Fasciculi pathologici; Mediolani, 1789. De pediculari quadam abcessuum in perinæo ratione, pag. 127.

(3) Institutiones chirurgiæ; Lipsiæ, 1783, § 1335.

(4) De glandulis Cowperi mucosis; Lipsiæ, 1803.

lorsqu'on a ouvert un de ces dépôts, examiner avec soin s'il n'en existe pas d'autres, parce que ceux-ci pourraient faire récidiver la maladie. *Monteggia* cite deux cas de suppuration des glandes de Cowper; dans l'un d'eux le malade mourut par suite des ravages considérables que le pus avait faits et de l'état pathologique de la prostate elle-même; dans l'autre, l'ouverture du premier abcès fut suivie de la formation d'un second qui s'ouvrit spontanément et sans incommoder beaucoup le malade. La suppuration paraît avoir eu, dans ces deux cas, une origine vénérienne.

CHAPITRE XX.

Rétrécissement de l'urètre.

106. La maladie la plus commune et la plus incommode qu'on rencontre chez les vieillards est, à coup sûr, celle dont nous allons parler; aucune n'offre plus de difficultés à vaincre; aucune n'est plus à charge à la fois au malade et au médecin.

Il y a fort peu de temps que nous possédons des notions exactes sur cette maladie; nous les devons surtout aux travaux de *Morgagni* (1), de *Jean Hunter* (2), de *Baillie* (3), de *Monro* (4) et de *Home* (5): ces auteurs en ont donné les premiers une description claire et précise.

On trouve surtout, dans le précieux ouvrage de *Baillie*, des figures de grandeur naturelle, représentant les rétrécissemens du canal de l'urètre. Ces planches, dont on ne peut trop admirer l'exactitude et la belle gravure, ne laissent rien à désirer à celui qui ne peut étudier ces maladies sur la nature elle-même.

(1) De sedibus et causis morborum.
(2) On the venereal diseases, plates II, III.
(3) Anatomie pathologique.
(4) Outlines of the anatomy of the human body; Edinburgh, 1813, plat. XL, vol. III, pag. 34.
(5) Observations on the treatment of the diseases of the prostate gland, vol. I, II; London, 1811.

107. L'engorgement et l'épaississement du tissu cellulaire de l'urètre donnent lieu, dans un ou plusieurs points de ce canal, à des rétrécissemens qui s'opposent de plus en plus au cours de l'urine, et finissent par l'empêcher complétement. Dans la première période de la maladie, l'urètre est plus tendu qu'à l'ordinaire, et sa surface présente des inégalités.

L'urètre se compose, d'après *Éverard Home* (1): 1° d'une membrane interne, sans fibres apparentes, plissée dans son état de relâchement, garnie de petites glandes muqueuses ; 2° d'une enveloppe musculaire dont les fibres courtes, entrelacées, fasciculées, sont unies entre elles par une substance qui a la consistance du mucus. Le rétrécissement spasmodique du canal est dû à ce qu'une petite partie des fibres musculaires longitudinales se trouve en contraction, tandis que les autres sont dans le repos.

La transsudation d'un mucus entre les fibres musculaires et sur la membrane interne peut aussi déterminer un rétrécissement ; c'est ce qu'on voit surtout à la partie postérieure de l'urètre, dans le voisinage du bulbe, rarement au-devant de celui-ci, mais jamais dans la partie du canal qui se trouve enveloppée par la prostate.

(1) Microscopical observations on the human urethra, *Transactions philosophiques* pour l'année 1819.

Les rétrécissemens de l'urètre peuvent avoir une, deux, trois lignes, et même un pouce de longueur.

On ne rencontre le plus souvent qu'un seul rétrécissement ; quelquefois cependant il en existe deux : *Hunter* en a vu six, et *Golot* (1), si toutefois on peut s'en rapporter à lui, en a rencontré huit sur le même canal.

La partie de l'urètre où existe le rétrécissement est blanchâtre, dure ; sa membrane interne présente tout autour des rides longitudinales très-prononcées ; il paraît quelquefois contracté, et on dirait, en le considérant extérieurement, qu'il est étranglé par un fil : assez ordinairement on le trouve dilaté derrière ou devant le rétrécissement.

Si ce dernier ne se trouve pas au milieu du canal, le cours de l'urine est plus ou moins détourné de sa direction ordinaire.

Quelquefois le rétrécissement présente un aspect noueux ; souvent aussi la membrane interne est ulcérée dans cet endroit. Si la partie dilatée qui se trouve derrière le rétrécissement vient à se rompre, il se forme une fistule au périnée.

108. Avant qu'on connût, comme aujourd'hui, la vraie nature des rétrécissemens les plus ordinaires de l'urètre, on cherchait la cause de tous dans des excroissances charnues, auxquelles on

____

(1) Traité de l'opération de la taille et des suppressions d'urine ; Paris, 1727.

avait donné le nom de *carnosités*, et qui se déve-
loppaient, disait-on, à la surface de la muqueuse
urétrale. *Brunner* et *Mery* furent les premiers
qui, dans leurs recherches anatomiques, reconnu-
rent l'erreur, et avec elle la véritable cause des rétrécissemens, c'est-à-dire, l'épaississement de la
membrane interne de l'urètre; ils découvrirent sur
celle-ci des plaies et des cicatrices; et, depuis eux,
Benevoli, Marini, Garengeot, Sauvages, Dibon,
Morgagni, Saviard, La Faye et *Desault,* ayant établi cette vérité sur de nouveaux faits, on a cessé de
voir des *carnosités* dans les rétrécissemens ordinaires
de l'urètre. Toutefois, comme j'ai observé, dans
plusieurs cas, non-seulement à l'orifice, mais dans
l'intérieur même du canal, des excroissances semblables à celles qu'on rencontre souvent et en
grand nombre sur le gland et sur le prépuce (1), je
ne sais pourquoi il n'en pourrait pas exister dans
sa partie moyenne. Je ne les y ai jamais vues,
à la vérité, mais il me suffit des témoignages de
Hunter, de *Bell,* d'*Andrée,* et surtout de *Baillie* (2),
pour être certain que ces excroissances peuvent se
présenter sur toute la longueur de l'urètre.

(1) *Van Swieten* rapporte un cas semblable; voici ses propres paroles :
« Vidi excrescentiam fungosam, parvam, ad lineæ circiter distantiam
» ab orificio urethræ, quod leniter dilatans, adhærere membranæ
» internæ urethræ et ex illa quasi enasci. » *Comment. in Boerhaav.,*
tom. V, ad § 1451, pag. 453.

(2) Traité des maladies de l'urètre; Paris, 1755.

Les carnosités, que j'ai trouvées dans les *lacunes*, étaient violettes, dures, de la grosseur et de la forme d'une lentille; elles adhéraient, par une espèce de pédicule, à la membrane interne de l'urètre; il était facile de les lier ou de les exciser, lorsqu'elles n'étaient pas trop grosses. Il est probable que, dans le cas rapporté par *Allies*, l'une ou l'autre de ces opérations aurait été praticable, puisque des carnosités de ce genre sortaient par l'orifice externe du canal.

Le témoignage de *Wegelin*, ou plutôt de son maître *Lobstein*, prouve que les végétations dont nous parlons peuvent exister même derrière le vérumontanum. *Girtanner* va donc trop loin lorsqu'il dit que les carnosités ne sont que des êtres imaginaires.

109. On ne s'étonnera pas de la fréquence des rétentions d'urine, en songeant avec quelle facilité, dans les érections violentes et répétées, le tissu cellulaire de l'urètre, trop distendu, peut s'affaiblir dans un point : celui-ci, continuellement fatigué par l'urine, se dispose de plus en plus à produire un rétrécissement, surtout lorsque de nombreuses gonorrhées, ou des altérations dans des sécrétions importantes pour le canal, viennent encore ajouter à sa faiblesse.

Les rétrécissemens de ce genre se développent ordinairement depuis l'âge de vingt-cinq à quarante ans, rarement plus tard : ils se forment lentement, dans la plupart des cas, et peuvent exister pendant des années entières avant de devenir graves, ou seulement avant d'être reconnus par le malade. Ils augmentent d'une manière continue, surtout dans la vieillesse, et suspendent enfin d'une manière subite le cours de l'urine, sans qu'on sache à quelle cause attribuer ce phénomène. Quelquefois, néanmoins, les malades s'aperçoivent long-temps avant ce dénouement, que leur urine ne sort pas dans la même direction qu'auparavant.

Un exercice violent, une nourriture excitante, des boissons fortes, la transpiration, et plus particulièrement encore les excès vénériens, influent sur ces rétrécissemens. Le froid agit, plus que toute autre cause, d'une manière fâcheuse sur cette affection; de là vient que les malades souffrent beaucoup plus en hiver qu'en été.

Pendant les chaleurs excessives de l'année 1807, un homme affecté d'une rétention d'urine, qu'on avait combattue sans succès par les bougies, se trouva délivré tout-à-coup de cette affection.

Une bonne diète contribue beaucoup au soulagement du malade et à l'amélioration de son état.

110. Le rétrécissement spasmodique de l'urètre existe rarement chez les vieillards sans l'épaississement d'un point de la membrane interne. Les personnes qui ont eu plusieurs blennorragies à peu de distance les unes des autres, et qui le sont traitées

par des injections irritantes, sont souvent affectées d'un spasme chronique de l'urètre; ce canal contracté ne laisse alors passer qu'un mince filet d'urine, et s'oppose même souvent à la sortie de ce liquide. Quelquefois alors il est facile d'introduire une bougie dans le canal; d'autres fois cela est impossible: cette circonstance indique positivement un rétrécissement spasmodique. Dès que celui-ci est reconnu, il faut cesser l'usage des bougies et ordonner des frictions au périnée avec l'onguent mercuriel, ou l'application d'un vésicatoire sur cette partie.

M. *Alibert* rapporte un exemple remarquable de rétrécissement spasmodique de l'urètre. Un homme urinait tantôt par gouttes, tantôt par jet, mais toujours plus facilement dehors qu'à la maison. Lorsqu'on le regardait, l'urine s'arrêtait sur-le-champ. Le matin l'introduction de la sonde était facile; le soir elle était impossible. La moindre contraction, une émotion légère suffisaient pour causer le rétrécissement. A l'ouverture on ne trouva rien d'extraordinaire dans l'urètre (1).

Le spasme occupe quelquefois les deux muscles bulbocaverneux, et alors l'introduction de la sonde est impossible.

(1) Je crois pouvoir ajouter à cet exemple celui de J.-J. Rousseau. On sait que ce grand écrivain fut affecté, pendant les premières années de sa vie, d'une rétention d'urine presque continuelle, dont il se ressentit à peine dans sa jeunesse, mais qui reprit plus tard son premier caractère, et le tourmenta dès lors jusqu'à la fin de ses jours. Cette maladie augmentait sous l'influence des affections morales, qu'une

111. Lorsqu'il existe un rétrécissement considérable de l'urètre, l'écoulement de l'urine se fait d'abord par un jet mince ou partagé, quelquefois oblique (*dysurie*); ce jet diminue et devient de plus en plus difficile; bientôt l'urine ne sort que goutte à goutte (*strangurie*), et cesse enfin entièrement de couler (*ischurie*). Si le rétrécissement est dû à des écarts de régime ou à des excès vénériens, qui ont donné lieu au spasme ou à l'inflammation, la rétention d'urine qui en est le résultat, passagère chez les jeunes gens, devient opiniâtre chez les vieillards, et peut avoir les conséquences les plus fâcheuses.

imagination toujours active multipliait sans cesse. Les efforts des plus habiles chirurgiens échouèrent dans cette circonstance. A peine *Daran* parvint-il, au moyen de ses bougies, à soulager un peu le malade. Les fatigues corporelles, en émoussant momentanément une trop grande susceptibilité nerveuse, procuraient seules à Rousseau quelques heures de sommeil; et cet infortuné conserva jusqu'au tombeau sa cruelle infirmité. Voici l'extrait du procès-verbal que dressèrent MM. *Lebègue de Presle, Brislé de Villeron, Castère, Chenu et Bouret*, médecins, appelés le 13 juillet 1778, pour faire l'ouverture du corps :

« En procédant à l'examen des parties internes du bas-ventre, nous avons cherché avec attention à découvrir les causes des douleurs de reins et des difficultés d'uriner que Rousseau avait éprouvées en différens temps de sa vie, et qui se renouvelaient quelquefois lorsqu'il était long-temps dans une voiture rude; mais nous n'avons pu trouver, ni dans les reins, ni dans la vessie, ni dans les uretères, ni dans l'urètre, non plus que dans les organes et canaux séminaux, aucune partie, aucun point qui fût maladif ou contre nature. »

Il est évident qu'ici la cause de la rétention d'urine était une affection spasmodique de l'urètre.

Ordinairement la partie de l'urètre qui se trouve derrière le rétrécissement est sensiblement distendue par l'accumulation de l'urine; celle-ci irrite, par son contact, le point du rétrécissement, et l'inflammation, qui en est le résultat, donne lieu à la sécrétion d'un liquide semblable à celui des écoulemens blenorragiques. Si le rétrécissement est porté encore plus loin, et que l'irritation produite par l'urine soit plus forte, la membrane muqueuse est corrodée dans le point où existe la maladie; il s'y forme des fentes; l'urine suinte dans le tissu cellulaire de la verge, l'enflamme, le fait suppurer; de là des abcès qui s'ouvrent au dehors et laissent après eux des fistules urinaires; celles-ci se rencontrent ordinairement dans le périnée, parce que le rétrécissement existe le plus souvent derrière la partie moyenne du canal (1).

La semence détermine ordinairement, chez les malades dont nous parlons, des douleurs très-vives, en passant dans l'urètre. Lorsque le rétrécissement existe devant le bulbe, le malade ne peut éjaculer, et la liqueur spermatique, au lieu d'être jetée en avant, passe dans le réservoir urinaire; c'est par cette raison que *Petit* trouva ce fluide dans la vessie d'un malade qui avait eu une pollution pendant la nuit.

J'ai déjà dit (77) qu'un rétrécissement qui, pendant plusieurs années, a occasionné de la part du

______

(1) *Voy.* les gravures de *Baillie*, fasc. VIII, plat. V, fig. 2.

malade de violens efforts pour uriner, donne souvent lieu à l'épaississement de la vessie.

112. Il n'est pas difficile, dans la plupart des cas, pour un médecin exercé, de reconnaître le rétrécissement de l'urètre. Les malades sentent, presque toutes les fois qu'ils veulent uriner, une douleur ou un obstacle à la place même où s'arrête le liquide. Ils peuvent encore désigner, même après l'écoulement de celui-ci, par une espèce de ressentiment, le point où le canal est rétréci. En portant ensuite dans l'urètre une sonde ou une bougie, on reconnaît le lieu affecté à l'augmentation de douleur qu'éprouve le malade lorsque l'instrument y arrive, et mieux encore en mesurant la partie de ce dernier, qui a été introduite dans le canal.

Cependant il n'est pas aussi facile de déterminer exactement le point où existe le rétrécissement, lorsque celui-ci a plus d'étendue que de saillie, et lorsque le canal, très-sensible dans cet endroit, permet cependant au cathéter de le parcourir sans beaucoup de peine.

On voit assez, d'après tout ce que nous avons dit, que le rétrécissement de l'urètre ne peut être confondu avec d'autres maladies, surtout avec les affections calculeuses. Il est cependant des cas où la cause de l'oblitération de l'urètre est très-difficile à apprécier; c'est ainsi que *John Andrée*, excellent anatomiste de Londres, a trouvé dans l'urètre d'un homme mort de rétention d'urine, une substance qui remplissait ce canal depuis le gland jusqu'au vérumontanum. La membrane muqueuse était sphacélée et paraissait former la matière dont nous venons de parler. Le commencement de l'urètre et la plus grande partie de la vessie étaient sains (1).

Siébold le père (2) rapporte encore l'observation d'un homme de quarante ans, chez lequel on ne trouva qu'après la mort la cause de l'oblitération de l'urètre et de l'impossibilité de le sonder. La membrane interne du canal se repliait sur elle-même du côté de la vessie, dans la moitié de sa longueur, et paraissait comme tendue sur une petite glande. *Siébold* suppose qu'à la suite d'une chute sur le périnée, que cet homme avait faite quelque temps auparavant, du sang s'étant épanché entre les corps caverneux et la membrane interne de l'urètre, avait déterminé le prolapsus de cette dernière. Je pense que l'introduction forcée d'une sonde pourrait aussi produire ce déplacement, qui a peut-être été pris plus d'une fois pour des carnosités.

113. On ne peut nier que de nos jours la maladie dont nous parlons n'ait pour cause éloignée le virus vénérien. La plupart des vieillards

(1) Medical observations and inquiries, vol. VI.

(2) Dissert. de intussusceptione membranæ vesicæ internæ ex prolapsu ejusdem observatio singularis anatomico-chirurgica; Bamberg, 1795.

qui en sont affectés ont eu, soit dans leur jeunesse, soit dans un âge plus avancé, des blennorragies qui ont duré plus ou moins long-temps. Aussi voyons-nous que ces rétrécissemens sont beaucoup plus communs chez les vieux libertins, dans les grandes villes et dans les climats chauds. *Girtanner* a vivement combattu l'opinion de *Hunter*, qui pensait que le rétrécissement de l'urètre n'était point dû à une inflammation blennorragique.

Il est, à la vérité, digne de remarque, 1° que le rétrécissement se montre souvent après de très-légères blennorragies; 2° qu'il ne se montre pas sur la fosse naviculaire, qui est le siége plus particulier de cette affection; 3° qu'il survient ordinairement très-long-temps après elle; 4° qu'il occupe un espace plus borné que la blennorragie. Mais il me paraît facile de concilier ces circonstances avec ce que nous avons dit plus haut, si l'on admet que les rétrécissemens de l'urètre sont surtout, ainsi que je le pense, le résultat de l'espèce de violence exercée sur la membrane interne de ce canal, lorsque la verge est mise dans un état de flexion. Le sommet de l'angle produit par celle-ci est précisément le point où existe plus tard le rétrécissement, point qu'affaiblit le tiraillement excessif déterminé par cette flexion forcée. Il est donc facile d'expliquer comment de légères blennorragies peuvent donner lieu à cette affection, tandis que les plus violentes n'en sont pas suivies : ces inflammations peu intenses de l'urètre, dont la durée est ordinairement longue, passent assez souvent, par cette raison, à l'état chronique, se fixent plus particulièrement sur l'endroit où existe la courbure dont nous avons parlé, et y occasionnent l'épaississement de l'enveloppe celluleuse. Dans les violentes blennorragies, en échange, la verge, presque toujours roide et tuméfiée, résiste par cela même à cette courbure, et aucun point de l'urètre n'en devient aisément le siége pendant la durée de l'inflammation.

Si le rétrécissement ne se montre pas sur le point du canal qui se trouve surtout affecté dans la blennorragie, c'est-à-dire sur la fosse naviculaire, c'est parce que le gland ne participe jamais aux courbures du pénis. Ceci explique en même temps pourquoi le rétrécissement se montre ordinairement sur la même partie de l'urètre; c'est que celle-ci se trouve être, dans la plupart des cas, le centre de la flexion.

Le rétrécissement se manifeste souvent long-temps après la blennorragie, parce que, comme nous l'avons déjà dit, l'inflammation s'oppose à la courbure du pénis.

On comprend, d'après ce qui précède, que si le rétrécissement est beaucoup plus petit et plus borné que le siége de la blennorragie, c'est parce que le point du canal qui forme le centre de la flexion ne peut offrir que très-peu d'étendue.

Je ne donne toutefois cette explication que comme une hypothèse.

Il paraît enfin que les rétrécissemens de l'urètre sont généralement plus communs chez les sujets qui ont essuyé des blennorragies de longue durée. Ils sont, dans la plupart des cas, la suite d'inflammations plus ou moins violentes des points qu'ils occupent.

Il paraît encore certain que l'arthritis peut déterminer seule, ou à la suite d'une phlegmasie, la maladie dont nous nous occupons. En effet, puisqu'il existe des blennorragies arthritiques qu'on ne peut nullement soupçonner d'une origine vénérienne, ces mêmes blennorragies ne peuvent-elles pas donner lieu à des rétrécissemens de l'urètre?

Les cas rapportés par *Hippocrate*, *Alexandre de Trales*, et surtout ceux que nous trouvons dans les ouvrages d'*Aetius Amidénus*, d'*Avicenne*, etc., prouvent suffisamment que tous les rétrécissemens de l'urètre ne sont pas dus au virus vénérien. Ils peuvent être le résultat d'un coït immodéré, d'un commerce contre nature, de l'abus des boissons alcooliques, de l'usage des injections irritantes et des bougies caustiques. L'accumulation du sang dans le tissu spongieux de l'urètre, peut encore occasionner des rétrécissemens de ce canal, surtout chez les hommes adonnés aux plaisirs de l'amour. On trouve quelquefois les veines de cette partie du pénis dilatées, au point d'offrir le calibre d'un tuyau de plume (1). Le tissu spongieux perd enfin son élasticité par la distension continuelle qu'il éprouve. *Larbaud* admet aussi l'engorgement variqueux de l'urètre comme un effet de son rétrécissement; ce qui est contraire à l'opinion de *Hunter*, de *Desault* et de *Chopart.*

Dans quelques circonstances, rares à la vérité, il arrive que les cicatrices d'ulcères qui ont existé dans l'urètre donnent lieu à des rétrécissemens.

Bien que les recherches anatomiques qu'on a faites sur des sujets qui étaient morts avec des blennorragies, n'aient fait découvrir aucune ulcération dans l'urètre, on ne peut nier qu'il ne puisse en exister dans ce canal comme il en existe ailleurs, sur le tube intestinal, sur la muqueuse des voies aériennes, etc. D'ailleurs, si l'on rencontre dans l'urètre des abcès et des ulcères aussi gros que ceux que *Baillie* a reproduits avec tant de vérité dans ses belles gravures, il est évident qu'on devra y rencontrer aussi de petits ulcères et de petites cicatrices. *Paroisse* (2) a trouvé sur quelques points du canal

______

(1) On peut consulter les ouvrages suivans sur la dilatation des veines de l'urètre : *J.-L. Petit*, Traité des maladies chirurgicales, tom. II, pag. 45; *Morgagni*, Epist. XLII, art. 18; *Goulard*, Maladies de l'urètre; *Garengeot*, Des opérations de chirurgie, tom. II, page 23; *Lafaye*, Traité des opérations par Dyonis, 4ᵉ édition, page 206.

(2) Opuscules de chirurgie; Paris, 1806, pag. 302.

de petites fentes de deux à trois lignes de longueur. Quoique je n'aie jamais rencontré d'ulcération sur l'urètre des sujets qui étaient morts avec des blennorragies, la manière dont plusieurs malades me décrivaient ce qu'ils éprouvaient dans ce canal, me porterait à croire qu'il y existait quelques petits ulcères.

Ceux qui combattent l'emploi des injections astringentes dans le traitement des blennorragies, leur attribuent les rétrécissemens de l'urètre; mais il n'est aucun médecin qui n'ait souvent rencontré cette maladie chez des sujets qui n'avaient jamais eu recours à ce moyen, tandis qu'elle est assez rare chez les personnes qui ont suspendu une blennorragie par des injections faites à propos, et légèrement irritantes.

114. Lorsque le rétrécissement n'est ni très-considérable, ni très-ancien, il est assez facile de le combattre avec succès; toutefois le traitement demande pour réussir beaucoup de suite et de persévérance. Peu de malades ont recours assez vite aux conseils et aux secours des médecins; un plus petit nombre se soumet à leurs avis, et il s'en trouve à peine quelques-uns qui les suivent exactement jusqu'à leur parfaite guérison. C'est donc ordinairement le malade qui, par sa faute, laisse prendre racine au mal, et lui permet d'acquérir un degré d'intensité qui contraint, mais trop tard, ce malheureux, en proie aux plus affreuses angoisses, à re-

courir à des secours précipités. Il est du devoir du médecin, lors même qu'il n'existe que de légers indices de cette affection , d'avertir le malade des conséquences qu'elle peut avoir, si par légèreté il néglige de la combattre.

Lorsque les rétrécissemens de l'urètre sont portés à un certain degré, ils tendent toujours à s'allonger. C'est une loi en pathologie, que les canaux destinés à donner passage à un liquide ne reviennent jamais à leur diamètre primitif lorsqu'une fois leur structure a été sensiblement altérée. La nature travaille toujours à les oblitérer en augmentant l'épaisseur de leurs parois. Les belles planches que *Jones*(1) a jointes récemment à son ouvrage vraiment classique sur les artères, viennent encore jeter un grand jour sur ce point. C'est donc en vain qu'on s'efforce, dans la plupart des cas, de rendre à l'urètre rétréci sa première dimension, bien que par des soins assidus et constans on puisse porter la guérison assez loin pour soulager beaucoup le malade. Lorsque le rétrécissement est le résultat d'une cicatrice, on comprend aisément que celle-ci peut être refoulée momentanément par la sonde dans le tissu cellulaire, mais qu'il est impossible qu'elle s'efface et disparaisse entièrement.

115. Le pronostic de la rétention d'urine et de

(1) On hemorrhage ; London, 1805 (*).

(*) Tous les médecins connaissent l'excellente traduction que M. *Breschet* nous a donnée de ce précieux ouvrage.

l'épaississement des parois de la vessie, qui en est le résultat, a déjà été exposé dans les paragraphes 32 et 75.

Il est cependant à remarquer que la nature et les effets des rétrécissemens de l'urètre ont quelque chose de particulier et d'insidieux. Ils deviennent quelquefois, sans qu'on le soupçonne, la cause de chaudepisses consécutives, d'ulcères de la verge, de sarcocèles, d'accidens fébriles, et d'affection de la poitrine et du bas-ventre. On voit fréquemment des personnes porter, durant des années entières, sans s'en douter, un rétrécissement de l'urètre, et être soumises pendant ce temps à quelques-uns des accidens dont nous venons de parler, accidens qui ne peuvent disparaître si l'on n'en détruit la cause. Il existe quelquefois une sympathie étroite entre la membrane muqueuse du canal de l'urètre, et celle du tube intestinal et des bronches : *Armstrong* a rencontré des maladies chroniques de la muqueuse urètrale, auxquelles succédèrent des sécrétions morbides du tube intestinal et des bronches. Plusieurs autres parties du corps sympathisent encore avec l'urètre.

116. Le traitement du rétrécissement de l'urètre s'est beaucoup perfectionné de nos jours, et l'on doit attribuer ce progrès aux nouvelles connaissances que l'on a acquises sur la véritable nature de cette maladie. Tous les praticiens s'accordent en effet sur le choix des moyens qui tendent à la faire

disparaître, et ces moyens sont les bougies. Ce n'est donc pas sur le traitement lui-même, mais sur la manière de le diriger, que nous rencontrons quelque différence dans les opinions. Cependant, comme il est rare que les malades appellent un médecin avant que les douleurs et la rétention d'urine se soient déclarées, je crois bon de m'arrêter d'abord un instant à l'examen de ces symptômes.

Si un rétrécissement de l'urètre donne lieu à une rétention d'urine, soit à la suite d'excès dans les boissons alcooliques, etc., soit après un violent exercice corporel, j'emploie des moyens propres à combattre l'inflammation et le spasme, et ceux-ci réussissent souvent seuls, sans qu'il soit besoin de recourir à l'introduction d'une sonde. Ces moyens sont : les saignées générales, les sangsues au périnée, les lavemens émolliens avec l'addition de la décoction de pavots, les bains tièdes, les bains de vapeurs, les cataplasmes émolliens appliqués sur le périnée. Je ne permets pas au malade de boire beaucoup, et je cherche à le désaltérer par une petite quantité de boissons acidulées ou mucilagineuses, telles que la limonade, la décoction d'orge ou de gruau, celle de racine de guimauve et de nenuphar. Je prescris, en outre, l'opium seul ou joint au calomel, et le camphre. Si la rétention est due à des varices, j'ai recours à des injections d'eau à la glace. Cette maladie provient-elle, en échange, d'un resserrement spasmodique, un émétique est le moyen le plus efficace qu'on puisse employer. Feu mon ami *Fischer* a observé que rien ne fait cesser plus promptement la suppression de l'urine que la combustion du soufre sous le nez du malade. Si, malgré l'emploi de tous ces moyens généraux et locaux, la rétention d'urine persiste, bien qu'on ait dirigé contre elle les forces de toute l'économie, il faut porter le cathéter dans la vessie ; et ce moyen, qui échoue souvent avant l'emploi de ceux que nous venons d'indiquer, réussit souvent lorsqu'on les a mis en usage. On peut cependant essayer dès le commencement d'introduire une bougie, avec la précaution de se servir d'abord du plus petit numéro : si celui-ci franchit aisément le canal, on en introduit un plus fort, puis un troisième encore plus élevé; enfin il faut placer une algalie dans le canal.

Quelquefois la sortie de l'urine suit l'introduction de la bougie, bien que celle-ci n'ait pas franchi le point où existe le rétrécissement, et qu'elle soit seulement demeurée un instant dans l'urètre. Ce cas se présente surtout lorsqu'au lieu d'une bougie on emploie une corde à boyau. Si, après avoir franchi un premier rétrécissement, il s'en rencontre un second, il faut se comporter de la même manière. Dans les cas où les bougies ne peuvent pas servir (ce qui est rare quand elles sont lisses, élastiques et fortes), on les remplace par des cordes de boyau.

Le danger de la rétention d'urine est-il très-grand, l'urètre est-il très-sensible, ou même enflammé, et ne peut-on donner issue au liquide par ce canal sans risquer d'y faire une fausse route, il faut se décider à pratiquer la ponction hypogastrique, ou, comme quelques personnes le conseillent, à faire une petite incision à l'urètre derrière le lieu rétréci.

Dörner a proposé (1) de traverser le rétrécissement avec une lancette qui présenterait la largeur d'une sonde et qu'on introduirait au moyen de celle-ci. Je ne connais aucun exemple qui constate l'avantage de cette méthode.

Lorsqu'on a écarté le danger le plus imminent en donnant issue à l'urine, il faut procéder à la cure radicale du rétrécissement au moyen des bougies.

Pour éviter les désagrémens sans nombre qu'on pourrait rencontrer plus tard, il est sage de prévenir le malade que la cure sera infaillible et sans danger, mais long-temps incommode ; qu'il ne peut espérer de guérison radicale avant quelques mois ; que toute interruption dans l'usage des bougies, que n'exigera pas le traitement lui-même, détruira les avantages qu'on aura obtenus jusqu'alors : on lui prescrira, en outre d'observer une diète sage et modérée, d'éviter les excès de tout genre, l'avertissant de ne pas attribuer au traitement les suites de ses écarts de régime. Il est bon de lui dire qu'il devra bientôt s'accoutumer à introduire lui-même

______

(1) Manuel chir. de *Siebold*, Ier vol., pag. 206.

les bougies ; il faut lui recommander de ne pas cesser l'usage de ces dernières dès que la maladie paraîtra guérie, et d'en avoir toujours une certaine quantité à sa disposition ; en un mot, le malade devra se tenir en garde contre les plus simples apparences de récidive, afin de leur opposer sans délai les moyens convenables.

117. On préfère maintenant partout les bougies élastiques, faites soit avec le caoutchouc, soit avec une composition un peu plus dure, mais assez semblable à ce dernier. *Theden*, *Bell*, *Troja* et *Richter* nous fournissent de bons renseignemens sur la préparation de ces instrumens. Les bougies anglaises et celles de *Bernard* m'ont paru jusqu'ici les meilleures.

Je pense que les bougies n'agissent pas seulement d'une manière mécanique sur l'urètre comme elles le feraient sur un canal inerte ; mais l'irritation qu'elles y déterminent contribue probablement à la guérison de la maladie.

En effet, si, comme l'observe avec beaucoup de justesse *Bruckmann* (1), la compression est un stimulus qui donne plus d'activité aux vaisseaux absorbans, on doit présumer que, ce mode d'excitation venant à être porté dans l'urètre par les bougies, les bouchés absorbantes de ce canal s'empareront peu à peu des tissus contre nature qui forment le

____

(1) *Van Maanen*, Diss. de absorptione solidorum; Leidæ, 1794.

rétrécissement, et les feront disparaître. *Monro* (1) a vu une suppuration qui s'étendait vers la partie antérieure de l'urètre, détruire cette maladie.

Il est en général plus convenable de combattre l'affection dont nous parlons par une compression lente, insensible, qu'en déterminant une vive inflammation et la suppuration du lieu rétréci. Que résulte-t-il, en effet; de ce dernier mode de traitement? une petite ulcération, puis une cicatrice, enfin un nouveau genre de rétrécissement, qui ne diffère de l'autre que parce qu'il est enfoncé dans l'épaisseur des parois urétrales au lieu de proéminer au-dessus d'elles; circonstance qui s'opposera dès lors à tous les traitemens.

Tout praticien qui a une juste idée de la nature des rétrécissemens de l'urètre, n'aura jamais recours à ces bougies dont les vertus résolutives, adoucissantes, dessiccatives, etc., ont été si souvent prônées par le charlatanisme. En admettant même que ces médicamens, introduits dans l'urètre sous forme de bougies, eussent les propriétés que nous venons de citer, ils ne pourraient agir efficacement que par la petite portion de leur surface qui se trouverait en rapport avec le point rétréci, et, tout le reste de leur étendue étant appliqué sur les parois urétrales, ne manqueraient pas d'y déterminer des accidens plus ou moins graves (2). *Schaw* recommandait de porter

(1) Morbid anatomy, pag. 298.

(2) *Rivière* rapporte l'histoire d'un moine qui fut réduit au déses-

avec les bougies sur le lieu malade, de l'extrait ou de l'infusion de tabac (1).

C'est ici le lieu de parler du procédé de *Hunter*, savoir, de la cautérisation du rétrécissement par la pierre infernale, procédé qu'*Ev. Home* a perfectionné dans ces derniers temps.

Cette méthode n'est pas aussi récente que plusieurs personnes le pensent, car en 1755 *Allies* (2) se plaignait des suites mortelles de la cautérisation par le nitrate d'argent.

Un grand nombre d'observations et d'expériences comparatives m'ont convaincu que ce caustique employé pour détruire des excroissances charnues, donne lieu à une cicatrice inégale, rugueuse, ressemblant assez à celles qui se forment après la chute

poir par les douleurs et les accidens auxquels donna lieu l'emploi de ces sondes. *Obs. de méd.*, pag. 324.

Saviard parle d'un malade soumis au même traitement, et chez lequel il survint un abcès gangréneux qui fut bientôt suivi de la mort. *Obs. de chir.*, pag. 324.

On sait que *Loiseau* employait une composition dans laquelle entraient les feuilles de sabine, et, qu'en ayant fait usage contre un rétrécissement que portait Henri IV, la maladie de ce prince empira beaucoup.

Bosquillon cite l'histoire d'un religieux qui, ayant eu recours à ce remède, éprouva de si vives douleurs qu'il voulait se détruire ; un médecin de Nîmes lui conseilla d'introduire dans l'urètre un petit stylet de plomb, et ce canal redevint parfaitement libre au bout de quinze jours. Traduction du *Traité des mal. vén. de Bell.*

(1) Medical and surgical journal of Edinburgh.

(2) Traité des maladies de l'urètre ; Paris, 1755.

des escarres gangréneuses. Je regarde donc ce moyen comme mauvais, en admettant même qu'il n'agisse que sur le point rétréci.

La méthode dont nous parlons ici a trouvé, même en Angleterre, des adversaires qui l'ont victorieusement combattue, malgré les modifications qu'*Aberdour* et *Whatley* (1) ont tâché d'y apporter. Ces adversaires sont entre autres *Rawley* (2) et *Carlisle*.

(1) *O Meardon*, sur les méthodes de *Whatley* et *Cartwright*, pour l'application de la pierre infernale au rétrécissement de l'urètre. *Bulletin des sciences médic.* de *Tartra*, tom. V, pag. 201.

(2) The most cogent reason why caustic bougies should be banished for ever from practice; London, 1800.

Girtanner, page 161, donne de grands éloges à *Daran*, et lui attribue l'honneur d'avoir fait connaître le premier l'avantage des bougies ; mais il oublie sans doute que l'ouvrage de *Daran* (Recueil d'observations) parut à Avignon en 1745, et que *Lamna*, environ deux siècles avant lui, dans un ouvrage intitulé : *Methodus cognoscendi extirpandique excrescentes in vesicæ collo carunculas* (Romæ, 1551), fait mention de ce mode de traitement. Bien plus, *Girtanner* lui-même, dans le second volume de son *Traité des maladies vénériennes*, dit : « *Lamna* a recommandé les bougies pour combattre » les rétrécissemens de l'urètre ; » puis il ajoute : « Le traitement » par les bougies est aussi ancien que la maladie elle-même ; » et plus loin encore, page 54, il dit : « M. *Daran* a seulement perfec- » tionné les bougies. » *Haller*, dans sa *Bibliothèq. chir.*, 1re partie, page 193, parlant d'un anonyme qui vint avant *Lamna*, s'exprime ainsi : « *Virgulas plumbeas primus adversus urethræ carunculas ad-* » *hibuit.* » Observons ici que, de même qu'on est toujours revenu, pour combattre la syphilis, au moyen le plus anciennement connu, c'est-à-dire au mercure, on a aussi toujours eu recours aux bougies, qui sont le premier moyen, et à coup sûr le plus naturel, dont on se soit servi contre les rétrécissemens de l'urètre : les modernes n'ont fait que simplifier ces deux traitemens.

Enfin, puisqu'il faut, comme *Aberdour* le dit en parlant de lui-même, répéter une douzaine de fois l'application du nitrate, il reste à savoir si les bougies employées à temps et d'une manière méthodique ne procureraient pas des avantages aussi prompts et aussi sûrs que le moyen irritant dont il est question.

Quoi qu'il en soit, deux siècles d'expérience ont prouvé que les bougies qui réussissent le mieux sont celles qui n'agissent que par leur forme et non par une propriété dépendant de leur composition.

Il est vrai que l'emploi des bougies est de tous les moyens le plus pénible pour le médecin, et le plus ennuyeux pour le malade; mais aussi dans la plupart des cas c'est le seul qui rende la vie supportable et écarte les conséquences mortelles de la maladie.

Je passerai sous silence les diverses compositions qu'on emploie pour confectionner les bougies, et je m'abstiendrai aussi de parler des cathéters de corne, de baleine, de plomb, etc. Je me contenterai de faire mention des bougies et des cathéters flexibles de *Schmidt;* ils m'ont paru composés d'étain et de plomb; et je pense que leur pesanteur, beaucoup plus considérable que celle des bougies élastiques, doit fatiguer davantage le malade.

Lorsque dans l'introduction de la bougie la pointe de l'instrument vient à rencontrer, dans la fosse naviculaire, l'orifice d'une lacune, et se trouve arrêtée, il ne faut pas croire que l'on soit arrivé au rétrécissement. Il suffit alors de tourner la bougie après avoir eu soin de la retirer un peu, et l'on franchit aisément ce point du canal. Quelquefois, lorsque l'urètre n'est rétréci que d'un côté, la bougie se trouve arrêtée au moment de son introduction, il faut encore ici la retirer légèrement, et essayer de la porter plus loin en lui faisant exécuter de petits mouvemens de rotation. On conseille, quand le canal se contracte devant l'instrument, de frotter doucement le périnée avec les doigts de la main gauche pendant que la droite est occupée à faire avancer la bougie.

L'introduction est généralement plus facile lorsque le malade est debout, cependant elle peut l'être également lorsqu'il est assis ou couché.

Il ne me paraît pas indifférent que la verge soit dans un léger état d'érection, ou dans un repos absolu; l'une et l'autre de ces situations m'ont paru préférables, suivant les circonstances. Il faut quelquefois abaisser la verge, d'autres fois il vaut mieux l'élever; dans quelques cas on doit la faire marcher sur la bougie, ou faciliter l'introduction de celle-ci en portant le doigt indicateur dans le rectum. Le médecin et le malade ne peuvent, comme l'observe avec raison *Girtanner*, montrer trop de patience dans l'opération dont il s'agit. La guérison se fait long-temps attendre, et il ne faut pas désespérer trop tôt des moyens qu'on emploie pour l'obtenir. Quelquefois on est pendant un jour entier dans l'impossibilité d'introduire une bougie, et le lendemain rien n'est plus facile. C'est ainsi que se passent souvent plusieurs semaines, puis on surmonte enfin toutes ces difficultés.

D'autres procédés, bien que parfaitement décrits par *Girtanner*, *Richter* et *Home*, exigent cependant une longue habitude pour être bien exécutés. On trouvera souvent des malades plus habiles que les médecins eux-mêmes dans la pratique du cathétérisme; ceci vient de ce que les premiers sont dirigés dans l'introduction de la sonde par la sensation que cet instrument leur fait éprouver. Il est d'autres cas, en échange, où le malade est d'une inhabilité complète, ce qui rend le traitement très-pénible, surtout lorsque aucune personne intelligente ne peut seconder le médecin.

Je n'oublierai pas à parler ici d'un procédé que je mis en usage sans savoir que *Trye* l'avait aussi employé (1) : lorsque le rétrécissement est si fort que la bougie la plus fine ne peut le franchir, j'injecte dans le canal de l'huile d'olives ou de l'huile opiacée; je ferme l'orifice extérieur de celui-ci, et je cherche, en pressant avec le doigt, à faire passer le liquide plus avant; je répète cette manœuvre jusqu'à ce que la bougie puisse être introduite.

(1) On morbid retentions of urine; Glocester, 1784.

Brunnighausen guérit trois rétrécissemens de l'urètre, en comprimant avec force ce canal derrière le gland au moment où le malade voulait uriner.

Il est inutile d'indiquer le moyen d'assujétir la sonde lorsqu'on l'a introduite, et d'empêcher qu'elle ne se porte soit en avant, où elle deviendrait inutile, soit trop en arrière, où elle pourrait blesser la vessie.

Plus long-temps le malade pourra supporter la présence de la bougie, et plus vite il sera guéri. Il est nécessaire de l'y habituer insensiblement, et d'éviter toute espèce de violence. Dès que la bougie produira des douleurs dans le lieu rétréci, des sueurs froides, des malaises, des syncopes, un sentiment d'ardeur en urinant, la tuméfaction des glandes inguinales ou des testicules, ou enfin des symptômes fébriles, il faudra retirer cet instrument sans le moindre délai, et attendre, pour en replacer un autre, que ces accidens soient entièrement dissipés, ce qui arrive chez certains malades au bout de quelques heures, et chez d'autres seulement après plusieurs jours.

Lorsque le malade supporte la première bougie sans éprouver de douleurs, on en introduit une seconde un peu plus grosse, puis une troisième, et ainsi de suite jusqu'à ce que le jet d'urine ait repris son état naturel.

Dans le principe, la bougie, avec quelque soin

qu'on l'ait introduite dans le canal, y détermine la sécrétion d'un mucus semblable à celui que fournit la chaudepisse, mais dont la quantité diminue à mesure que le malade s'habitue au traitement.

J'ai toujours accompagné l'usage des bougies de frictions mercurielles sur le pourtour du lieu rétréci, même dans les cas où je ne pouvais pas soupçonner la présence du virus syphilitique. Il est indispensable d'employer alors un onguent bien confectionné, et, pour me prémunir contre les inconvéniens de la graisse rance, je remplace l'axonge par le beurre de cacao, auquel j'ajoute quelque peu de térébenthine. Je me trompe fort si les frictions que j'indique ici n'ont pas beaucoup contribué aux succès que j'ai obtenus dans le traitement des rétrécissemens de l'urètre.

Richter recommande pendant l'emploi des bougies l'usage intérieur de l'eau distillée du laurier-cerise. *Piso* (1) et quelques modernes ont donné de grands éloges à la térébenthine administrée de la même manière.

(1) American register; New-Yorck: vol. II, pag. 7.

CHAPITRE XXI.

Des fausses routes qui peuvent être produites en portant la sonde dans l'urètre.

125. Un chirurgien prudent, et qui observe attentivement les instructions que nous venons de donner, ne s'exposera pas à faire dans la verge un nouveau canal. Cet accident s'observe toutefois encore de nos jours. Je citerai l'expérience de quelques auteurs pour garant de ce que j'avance ici. *Ricou* (1) rapporte deux cas de ce genre, qu'il rencontra chez des vieillards de soixante-cinq à soixante-quinze ans, et qui se terminèrent par la mort. M. *Tartra* conserve dans l'alcool une pièce sur laquelle ont été pratiquées plusieurs fausses routes au moyen de sondes et de bougies introduites avec violence. *Wichman* en a aussi observé quelques exemples.

Supposons donc qu'on soit appelé dans une circonstance de ce genre : il faudra se comporter avec beaucoup de circonspection, et avoir égard aux diverses circonstances concomittentes, attendu qu'il est très-peu de cas qui se ressemblent parfaitement. Il se forme ordinairement un abcès à la suite de l'établissement du nouveau canal. On con-

(1) Musée de l'art de guérir, par la Société Helvétique, tom. I.

seille en général, lorsque la fausse route est située au-devant du bulbe, de débrider sur une sonde qu'on y porte, et cela de manière à traverser le rétrécissement, puis d'introduire une autre sonde par le gland. Mais cette opération très-dangereuse est parfaitement inutile, et un cas semblable doit être abandonné aux soins de la nature.

Le meilleur moyen à employer dans cette circonstance, lorsqu'on a dilaté avec précaution le rétrécissement, est de porter une sonde dans la vessie, afin de détourner l'urine de la fausse route ; celle-ci se ferme alors d'elle-même avec la plus grande facilité.

CHAPITRE XXII.

126. Bien qu'en traitant d'une manière convenable les maladies dont nous avons parlé jusqu'ici
on puisse, non-seulement éviter de faire de fausses
routes dans le canal, mais prévenir encore l'établissement des fistules urinaires, on est cependant
consulté assez souvent par des vieillards affectés de
cette dernière maladie.

Les fistules urinaires naissent de la vessie (fistules
vésicales), ou de l'urètre (fistules urétrales). On les
a divisées en complètes et en incomplètes, selon
qu'elles ont un ou plusieurs orifices. Comme les
rétrécissemens de l'urètre siégent ordinairement
derrière la partie moyenne de ce canal, les fistules
urétrales complètes s'ouvrent aussi le plus souvent
au périnée ; il est rare qu'elles aboutissent dans
l'anneau ombilical. Nous avons déjà fait mention
des autres fistules, telles que les vésicales qui s'ouvrent dans la cavité abdominale (11 et 19), dans
le canal intestinal, et particulièrement dans le rec-

(1) Nous devons à *Astley Cooper* le meilleur traité sur cette affection ; il est renfermé, sous le titre de *Unnatural apertures of the
urethra*, dans les *Surgical essays* de ce célèbre praticien ; tom. II,
pag. 211 de la 2ᵉ édition.

tum, dans les parois abdominales (19), dans les flancs (19 et 44) et dans la région lombaire.

Quelquefois une fistule n'a qu'un seul orifice intérieur dans la vessie ou dans l'urètre, tandis qu'extérieurement elle en présente plusieurs qui se trouvent souvent à une distance considérable les uns des autres. Les fistules ont dans quelques cas une direction assez droite, d'autres fois elles sont sinueuses et même spiroïdes. Les ouvertures fistuleuses présentent le plus souvent des callosités à leur pourtour.

127. Les signes des fistules urinaires sont très-évidens dans la plupart des cas, et il est rare qu'on puisse méconnaître l'existence de cette maladie : il s'écoule, par une ouverture située au périnée, au scrotum, aux cuisses, sur les tégumnes abdominaux, ou même dans la région des fausses côtes, un liquide que son odeur fait reconnaître pour de l'urine.

Un chirurgien exercé ne confondra pas facilement une fistule urinaire avec une fistule à l'anus; la vue seule de la maladie, soit sur la nature elle-même, soit reproduite par le dessin, pourra en donner une idée claire à celui qui n'a pas l'expérience de cette affection.

Le plus souvent les fistules urinaires ont été précédées par des maladies graves, qui suffisent pour en éclairer le diagnostic. Si l'on conservait encore quelque doute, on pourrait dilater la fistule au moyen d'une corde de boyau, et la sortie de l'urine indiquerait assez l'origine de la fistule; dans le cas où ce signe viendrait à manquer, on pourrait injecter un liquide coloré dans la fistule dilatée, et ce dernier sortant bientôt par l'urètre ne laisserait plus aucune incertitude sur le siége de l'orifice interne.

Une fistule urétrale se distingue ordinairement d'une fistule vésicale en ce que dans la première l'urine ne se montre qu'au moment où elle traverse le canal; tandis que dans la seconde elle suinte continuellement au dehors.

128. Les causes des fistules urinaires sont : l'inflammation et la suppuration de la vessie (11), les abcès de cet organe (18), la suppuration de la prostate (94), celle des glandes de Cowper (111), les ulcérations de l'urètre (117), une fausse route pratiquée par une sonde (125); mais le plus ordinairement les fistules sont dues au rétrécissement de l'urètre (112), et à la corrosion qui en est souvent le résultat (117).

129. Celui qui se contenterait de diriger un traitement local contre les fistules urinaires échouerait certainement; car l'expérience prouve à tous les praticiens que cette affection peut guérir spontanément sans le secours des topiques, et que le mercure suffit dans beaucoup de cas pour la faire

disparaître chez les individus affectés de syphilis.

Les fistules vésicales sont généralement plus difficiles à guérir que les urétrales, soit parce que les causes en sont plus graves, soit parce qu'il est plus difficile d'atteindre leur fond, en raison de leur longueur et de leur sinuosité.

Le meilleur moyen pour prévenir ou du moins pour diminuer les fistules urinaires, est d'ouvrir les abcès qui les précèdent dès qu'on sent bien la fluctuation. De cette manière on évite non-seulement les désorganisations qui pourraient survenir dans le scrotum, mais aussi les ouvertures fistuleuses elles-mêmes, parce que la plaie faite avec le bistouri guérit très-facilement.

Le point essentiel dans le traitement de la maladie dont nous parlons est, comme le prouve l'expérience de deux siècles, d'empêcher que l'urine sorte par le trajet fistuleux. Lorsqu'on atteint ce but (ce qui est facilité de nos jours par la bonté des sondes élastiques que nous possédons), les fistules se ferment d'elles-mêmes avec une grande promptitude (1).

Dans le cas où un rétrécissement de l'urètre

(1) M. *A. Petit* s'exprime ainsi dans son ouvrage sur les maladies du cœur, pag. 312 : « L'usage soutenu de la sonde a guéri, dans six malades, les fistules urinaires les plus invétérées. A la vérité plusieurs les ont portées près d'une année, tandis que parmi ceux à qui j'ai pratiqué l'opération de la boutonnière, un seul a guéri et plusieurs sont morts. »

s'opposerait à la cicatrisation, il faudrait tâcher avant tout de le guérir (121 à 124).

Lorsque le rétrécissement ne peut être combattu avec succès, et que le nombre et la grosseur des trajets fistuleux ne permettent pas de détourner l'urine, ces derniers sont très-difficiles et même impossibles à guérir, comme l'observe très-bien *Larbaud*. S'il existe plusieurs trajets secondaires autour de la fistule, il faut les inciser sur la sonde cannelée, après avoir eu soin toutefois de rechercher exactement leur direction. Les bornes resserrées de cet écrit ne me permettent pas de m'étendre assez sur ce point du traitement. Dans les cas nombreux et infiniment variés de cette maladie qui se sont offerts à moi, j'ai incisé tantôt à droite tantôt à gauche, quelquefois en avant, souvent en arrière ; et dans plusieurs circonstances je n'ai reconnu la direction du trajet principal qu'après avoir fait deux ou trois incisions sur les trajets secondaires.

Sir *Astley Cooper* (1) a guéri par la cautérisation avec l'acide nitrique une fistule urinaire qui avait persisté pendant la durée de plusieurs rétrécissemens de l'urètre : il se forma des escares gangréneuses superficielles, puis des bourgeons charnus, et au bout de neuf mois la guérison fut complète.

Dans un autre cas, *H. Hunter* réussit en appli-

____

(1) Surgical essays, tom. II, pag. 221 et 222.

quant, suivant la proposition de *Cooper*, un lam-
beau de peau détaché du scrotum sur l'ouverture
fistuleuse; la cicatrice s'opéra parfaitement.

On fait disparaître les callosités ou les engorgemens inflammatoires au moyen de cataplasmes
émolliens; et si l'on a quelques soupçons sur l'existence de la syphilis, on peut essayer l'application
d'une légère dissolution de sublimé corrosif. Je
n'ai jamais eu besoin de recourir à la douloureuse
excision des callosités.

En Angleterre on a employé avec succès la pâte
du docteur *Ward* pour guérir de petites fistules
au périnée.

FIN.

REMARQUES

DU TRADUCTEUR

SUR QUELQUES POINTS DE CET OUVRAGE.

REMARQUES

SUR

QUELQUES POINTS DE CET OUVRAGE.

Il ne m'appartient pas de juger le traité du docteur Sœmmering, encore moins de le commenter ou de le corriger dans ce qu'il peut avoir de défectueux. Comme il a été écrit sous l'empire d'autres doctrines physiologiques, pathologiques et surtout thérapeutiques que celles qui sont généralement adoptées parmi nous, j'ai pensé qu'il était de mon devoir, comme aussi dans l'intérêt de l'auteur que je traduis, de jeter un coup d'œil rapide sur les points dans lesquels il diffère plus essentiellement de nos écoles.

Avant d'aller plus loin je dois annoncer que si Sœmmering n'a pas toujours professé dans son traité les doctrines auxquelles se sont rangés la plupart des auteurs modernes, ce n'est point par ignorance ou par un sentiment de jalousie; loin de là, son érudition, déjà bien connue, recevra un nouvel appui des nombreuses citations dont il a enrichi son ouvrage, et on ne tardera pas à reconnaître l'impartialité avec laquelle il adopte tout ce qui lui paraît conçu et présenté dans le génie réel de la science.

Et d'abord, bien que l'anatomie en général, et plus particulièrement encore l'anatomie pathologique, fussent essentiellement du domaine de Sœmmering, il s'est attaché assez peu à indiquer quels sont les tissus lésés, et de quelle manière ils le sont. Praticien avant tout, dans un ouvrage qui avait un but pratique, il s'est occupé spécialement de tout ce qui tend à éclairer la symptomatologie et le traitement des maladies.

C'est ainsi qu'en parlant de la cystite, l'auteur, sans s'attacher à la description anatomico-pathologique de cette affection, la fait connaître de suite par les symptômes.

L'anatomie générale, en analysant les différens tissus, a jeté sur toute la pathologie, quant au siége des affections morbides, une lumière nouvelle. Par elle le vague a disparu, et l'observation clinique n'a pas tardé à prouver que cette analyse n'était pas rendue moins évidente par la pathologie que par le scalpel.

Cystite.

La cystite, telle qu'elle est présentée par la plupart des auteurs, et par Sœmmering en particulier,

n'est pas bornée à un seul des tissus dont se compose la vessie. Elle paraît les envahir tous, et les
confondre peu à peu dans ses ravages; aussi sem-
blerait-elle, au premier abord, former une exception à la loi générale qui gouverne les affections
organiques : mais tout porte à penser que cette
confusion n'est qu'apparente, et surtout qu'elle n'est
que consécutive à des lésions partielles qui auront
précédé.

Trois ordres de tissus composent essentiellement
cet organe, et impriment à ses maladies des modes
particuliers :

Une membrane muqueuse qui en tapisse l'intérieur, une tunique péritonéale qui la revêt dans la
plus grande partie de son étendue, et un lascis
musculeux qui est plongé dans un tissu cellulaire
si abondant, qu'on pourrait presque le regarder
lui-même comme une autre tunique de la vessie
urinaire.

La cystite proprement dite est donc l'inflammation aiguë ou chronique de la membrane cel-
luloso-musculaire. Quoique la symptomatologie de
la cystite ne permette pas de signaler cette tunique comme exclusivement malade dans le cas
dont nous parlons, cependant on voit dominer
parmi les accidens qui signalent cette maladie, ceux
des phlegmasies des tissus musculaires et celluleux;
et l'examen cadavérique a souvent montré que,
bien que les parois de l'organe eussent pris une

épaisseur et une consistance extraordinaires, la muqueuse était presque intacte, aussi bien que le feuillet péritonéal. Alors aussi on ne rencontre plus entre ces deux enveloppes qu'un tissu épais, homogène, compacte, jaunâtre, dans lequel aucune direction des fibres ne peut être aperçue.

Catarrhe de la vessie.

Le catarrhe de la vessie est décrit avec beaucoup de soin par M. Sœmmering; mais ici encore c'est moins sous le rapport de l'altération que peut subir la muqueuse, que sous celui des phénomènes morbides auxquels cette lésion donne lieu.

La membrane muqueuse passe ici par une série d'altérations que l'on retrouve dans tous les cas de catarrhe, quel que soit l'organe qui s'en montre le siége. Ainsi, c'est d'abord une coloration en rose, même en rouge, sans changement apparent dans l'épaisseur et la densité de cette membrane. Bientôt, si le catarrhe se prolonge, cette dernière se ramollit, devient diffluente et passe au violacé. L'état chronique la déforme, la flétrit, la rend ou dense et comme friable, ou molle et comme macérée.

Le phénomène le plus caractéristique du catarrhe est le fluide muqueux à la production duquel il donne lieu.

Inflammation de la tunique péritonéale.

L'inflammation de la tunique péritonéale de la vessie est rarement essentielle et isolée. Dans les cas qui ont été décrits par les auteurs, la phlegmasie de cette portion du péritoine vésical se liait toujours à des péritonites plus ou moins étrangères d'abord à la vessie. Presque toutes les péritonites y donnent lieu lorsque elles se prolongent; alors, aux accidens généraux de la maladie, se joignent les symptômes propres aux affections de la vessie.

Cet organe, quoique sain en lui-même, n'en est pas moins troublé dans ses fonctions; sa moindre distension par les urines cause des douleurs intolérables, et par suite il y a strangurie : l'hypogastre est sensible au toucher; il y a fièvre, chaleur à la peau, tension de l'abdomen, et quelquefois même collection séreuse dans le ventre. Les urines sont à peine altérées dans leur composition, et le cathétérisme ne dévoile aucune maladie de l'organe. Cette maladie se termine le plus souvent par des adhérences que le péritoine vésical contracte avec les autres portions de cette membrane. Quelquefois ces adhérences ne sont que partielles et sous forme de brides, tandis que dans d'autres cas l'agglutination avec les feuillets ambians est étendue et complète.

M. Nacquart a cité un cas de cette espèce dans

14

un Mémoire sur l'appréciation physiologique des maladies, inséré parmi ceux de la faculté de médecine de Paris, tome Ier, page 28.

Spasme de la vessie.

Chopart avait déjà senti que l'histoire des accidens spasmodiques de la vessie ne devait pas être séparée de celle des inflammations de cette poche musculo-membraneuse. Voici les propres paroles de cet auteur :

« Lorsque l'irritabilité de la vessie est augmentée, cet organe se contracte plus ou moins vivement, et reste dans un tel état de resserrement, ou de tendance à la contraction, qu'il lui est impossible de souffrir la distension ordinaire de ses parois par l'amas de l'urine. Cet état est accompagné de fréquentes envies d'uriner, de tenesme, d'épreintes, en commençant à uriner, principalement vers la fin et peu de temps après. Alors la maladie se nomme spasme, ou affection spasmodique de la vessie. Mais si ces symptômes augmentent d'intensité,...... c'est une inflammation de la vessie. »

Telle est, ce me semble, la première idée qu'on puisse donner de ces premiers phénomènes de l'irritation de la vessie. Il suffit de jeter les yeux sur les observations qui nous en offrent le tableau comme celui d'une affection particulière, pour se convaincre que le spasme n'est qu'un phénomène

de cette irritation ; phénomène qui, d'après les lois
de la contractilité musculaire, cesse aussitôt que
la surexcitation est portée trop loin. Bien plus,
Sœmmering dit lui-même, en citant les cas rapportés par Hoffmann, qu'on a trouvé à l'ouverture
un épaississement des parois de la vessie et une in-
jection très-forte du réseau vasculaire de cet organe.
Il n'en faut pas davantage pour prouver que le
spasme vésical, loin de constituer une affection
essentielle, se rattache aux symptômes de l'irritation
de la poche urinaire, et, partant à l'histoire des
phelgmasies de cette dernière. On n'ignore pas,
d'ailleurs, que M. Pinel a établi depuis long-temps
le point de doctrine dont il est question.

Paralysie de la vessie.

La paralysie de la vessie ne mérite pas moins d'at-
tirer l'attention du physiologiste que celle du médecin. En effet, sa fréquence et son isolement de phénomènes généraux forcent à lui assigner des causes
particulières, et à reconnaître sa nature spéciale.
Rien n'est plus commun que de voir cette affection
se développer chez des hommes âgés à la vérité,
mais chez lesquels aucun signe de décrépitude ne
s'annonce encore. Là, au milieu d'organes dont les
fonctions de tous les instans se sont conservées presque intactes, la vessie est graduellement ou tout-à-
coup frappée de paralysie, sans que le cerveau ni le

rachis semblent y participer en rien ; et, pour ne pas sortir des viscères dont l'organisation a le plus d'analogie avec celle de la vessie , l'estomac et les intestins sont très-rarement atteints de paralysie soit idiopathique, soit symptomatique.

Si la paralysie de la vessie entraîne souvent à sa suite le développement du catarrhe du même organe, cette maladie peut demeurer isolée pendant un grand nombre d'années. M. *** ne peut uriner depuis plus de trente ans sans le secours de l'algalie, dont il a appris à se servir lui-même ; sa paralysie de vessie reconnaît pour cause instantanée une chute de voiture ; cependant ses urines sont pures et l'organe est sain.

M. le professeur Marjolin nous disait il y a quelques années , dans l'excellent cours qu'il fait à la Faculté de Paris, qu'il avait obtenu plusieurs fois la guérison de la paralysie de la vessie chez des vieillards très-avancés en âge.

M. Félix Pascal, à qui l'on doit la dernière édition de l'ouvrage de Chopart, se sert avec succès d'un bandage de corps fortement serré sur l'abdomen, dans le but de prévenir l'accumulation des urines, lorsque leur réservoir paralysé ne peut les expulser.

Épaississement de la vessie.

L'isolement presque absolu qu'on observe souvent dans les altérations des différens tissus qui composent un organe, cet isolement, dis-je, est un des plus beaux faits de l'anatomie générale. Les lésions des tissus intermédiaires se remarquent assez souvent dans les viscères creux. L'estomac et la vessie sont ceux chez lesquels on les rencontre le plus fréquemment; il arrive même que l'épaississement de ces tissus ne détermine que des accidens peu remarquables. Un homme de quarante ans environ, peu réservé dans son régime alimentaire, éprouve des aberrations variées, mais assez peu graves, dans les fonctions de l'estomac; il n'a jamais de vomissemens. L'œdème survient, fait des progrès, et le malade meurt. A l'ouverture, l'estomac racorni présente dans toutes ses portions une épaisseur de six lignes environ (elle surpassait huit lignes dans quelques endroits); cependant la muqueuse et la péritonéale étaient parfaitement saines, et l'augmentation des parois ne se rapportait qu'au tissu intermédiaire à ces deux membranes : celui-ci offrait un aspect homogène, la consistance et presque la couleur des tendons; il était lisse et résistant sous le scalpel. Cette altération, assez imparfaitement signalée jusqu'ici, n'est pas rare dans les intestins et dans la vessie. Son origine est un point encore litigieux. S'il est vrai que dans le plus grand nombre des cas les surfaces des organes sont affectées d'inflammation, du moins au commencement il faut admettre que cette affection, transportée sympathiquement ou par voie d'adhésion aux tissus sous-jacens, s'y conserve, lors même qu'elle a abandonné les enveloppes. L'histoire des parenchymes a été trop négligée depuis quelque temps ; les seules membranes ont comme absorbé l'attention des plus habiles scrutateurs de l'anatomie pathologique. Toutefois l'épaississement de la vessie ne me paraît pas constituer une maladie à part, et je pense qu'on doit la considérer comme la conséquence d'une inflammation chronique, contre laquelle il faut diriger tous les moyens de traitement. Les symptômes de cette altération sont d'ailleurs très-obscurs dans la plupart des cas.

Rétrécissemens de l'urètre (1).

C'est peut-être ici le lieu de présenter une observation dont je n'évaluerai pas l'importance, mais que j'ai faite plus d'une fois en lisant les ouvrages écrits sur les maladies des voies urinaires. La plupart des auteurs (et je citerai entre autres Desault et Chopart) ont relégué les rétrécissemens de l'urètre dans l'étiologie de la rétention d'urine, et ont transformé celle-ci en une maladie particulière, au lieu d'y voir le symptôme dominant de plusieurs affections bien distinctes. Si cette classification vicieuse nous surprend peu chez les nosologistes d'une

____

(1) M. Lisfranc vient de soutenir, à la Faculté de Médecine de Paris, à l'occasion du concours, une thèse sur les rétrécissemens de l'urètre, dont la partie anatomique est surtout remarquable par des détails riches en conséquences pratiques.

époque antérieure à la nôtre, époque à laquelle les phénomènes les plus apparens des maladies donnaient leur nom à ces dernières, et faisaient oublier les altérations organiques ou vitales qui les produisaient, il n'en est pas de même à l'égard des auteurs contemporains, et j'ai vu avec un grand étonnement que pour trouver l'histoire des rétrécissemens de l'urètre dans le *Dictionnaire des Sciences médicales*, je devais recourir à celle d'un symptôme de cette maladie.

Je pense que Sœmmering se serait montré moins sévère envers le traitement par la cautérisation, s'il eût écrit son ouvrage postérieurement à la publication de celui de Ducamp; le procédé ingénieux inventé par celui-ci pour rendre à la thérapeutique une méthode abandonnée depuis long-temps parmi nous, ce procédé, dis-je, est encore chaque jour l'objet des éloges et de la critique des praticiens; les uns jugent qu'il doit être à jamais exclu de la chirurgie; d'autres attendent pour le juger qu'un plus grand nombre de faits en ait mieux déterminé les avantages et les inconvéniens. Les observations rapportées jusqu'ici me font penser que ce moyen ne peut convenir que dans les cas où il n'existe qu'un seul rétrécissement peu étendu et situé non loin de l'orifice externe de l'urètre.

———

La goutte considérée comme cause des affections urinaires.

Le rôle que Sœmmering fait jouer à la goutte dans la production ou l'entretien de la plupart des maladies des voies urinaires chez les vieillards, paraîtra peut-être exagéré. Cependant cette affection, quelle qu'en soit la nature, se présente dans un âge avancé sous des formes si variées, et s'accompagne alors dans ses manifestations de tant de mobilité et d'anomalies, qu'il est permis au praticien de lui faire une large part dans l'histoire des maladies de cet âge.

La goutte ne mérite pas seulement de fixer l'attention du médecin, mais encore et plus peut-être celle du physiologiste; car, il faut l'avouer, nous ne possédons pas de données bien positives sur les modifications qu'elle apporte dans les tissus, non plus que sur ses agens de déplacement. La médecine humorale lui assignait pour cause un fluide dont aucune recherche n'a jamais pu prouver l'existence. Le solidisme de nos jours, plus réservé dans ses explications, lui a imposé les noms vagues de *principe*, de *disposition*, d'*état*, comme pour échapper

à la difficulté. Il est enfin une opinion qui, sans être
à l'abri de tout reproche, peut cependant offrir
jusqu'à un certain point la solution de la question ;
c'est celle qui consiste à voir dans l'affection qui
nous occupe une phlegmasie articulaire ; il serait
néanmoins difficile d'expliquer par cette dernière
tous les phénomènes des maladies arthritiques. Quoi
qu'il en soit, il importe que le praticien écarte, autant qu'il est en lui, cette cause de maladie ou au
moins de complication des maladies chez les vieillards.

Ce n'est point ici le lieu de jeter un coup d'œil
général sur la nature de ces principes de maladies
qui, latens pendant de longues périodes, décèlent
tout-à-coup leur présence, pour disparaître de nouveau, et donner ainsi à plusieurs reprises, par l'i-
dentité de leurs effets, l'idée d'une même cause. La
science, riche de ses acquisitions actuelles, est assez
forte pour oser sonder ces obscurités. Il faudra savoir ce que deviennent ces principes dans leur état
d'inertie, quels siéges ils affectent, quelle influence
ils exercent et par quelles voies ils se transportent
aux parties les plus éloignées. Pour y parvenir, il
faudra interroger tour à tour, non-seulement ces
solides qui depuis tant d'années ont fixé seuls l'attention des physiologistes et des pathologistes, mais
encore les fluides, auxquels tout tend à rendre la
part qui leur appartient bien réellement.

Thérapeutique de l'auteur.

L'étude des organes soumis à l'empire des excitans nous a rendu plus circonspect que nos devanciers dans l'emploi de ces moyens. Aussi, pour ne point sortir du sujet qui nous occupe, ferons-nous observer qu'il faut être avare de prescriptions de ce genre dans les maladies des voies urinaires, aussi long-temps qu'il s'y manifeste un état, même obscur, d'inflammation. Il faut peut-être juger avec cette sévérité certains moyens proposés par notre auteur, quoiqu'en général il n'use qu'avec modération des remèdes énergiques.

L'eau fortement saturée de savon semble jouir d'un grand crédit en Allemagne; cependant il est aisé de comprendre quelle imprudence il y aurait à en faire usage, surtout en bains et en lavemens, dans le traitement d'une cystite.

Séton au périnée. — Le séton au périnée ou à la partie interne des cuisses, paraît être un moyen très-efficace dans le traitement du catarrhe de la vessie. M. le professeur Roux en a, dit-on, obtenu des résultats fort avantageux. Cet exutoire est d'autant plus indiqué chez les vieillards, qu'il supplée aux émissions sanguines que l'âge des malades ne permet pas de multiplier.

Injections astringentes. — Malgré les succès ob-tenus par Chopart au moyen des injections astrin-gentes, je suis persuadé qu'on ne saurait mettre trop de précaution dans l'emploi de ces dernières, qui ne me paraissent bien indiquées que chez les sujets lymphatiques, et qui ne présentent d'autre signe de la phlegmasie catarrhale que la sortie des mucosités.

Térébenthine. — M. Husson a obtenu de très-bons effets de la térébenthine dans le traitement du catarrhe de la vessie; ce médicament a été tour à tour l'objet des éloges et du blâme des médecins qui en ont fait usage; cette différence d'opinion provient sans contredit de ce qu'il a été administré à des doses et dans des circonstances différentes. On sait que, prise en trop grande quantité ou lorsque les voies digestives sont disposées à la sur-excitation, la térébenthine donne souvent lieu à un météorisme considérable.

FIN DES REMARQUES.

TABLE DES MATIÈRES

CONTENUES DANS CET OUVRAGE.

FIN DE LA TABLE.

ERRATA.

Page	Ligne		Lisez
25,	9,	inquires;	inquiries.
31,	9,	celle-ci;	celles-ci.
46,	23,	montre;	montrait.
47,	16,	mosoconio;	nosocomio.
48,	5,	canero;	cancro.
110,		plis de la vessie contre-nature; }	plis contre-nature de la vessie.
117,	22,	G. Frank;	P. Frank.
137,	note (1),	Swandy;	Giraudy.
166,	5,	Golot;	Colot.
177,	13,	130;	128.

9 782019 272005